a dieta da preguiça

Dados Internacionais de Catalogação na Publicação (CIP)
(Maria Cecília Candeias Gálvez CRB-8/2888)

S183d Sampaio, Helena Alves de Carvalho
A dieta da preguiça / Helena Alves de Carvalho Sampaio, Maria Olganê Dantas Sabry. - São Paulo : Outras Palavras, 2009. – (Série: Nutri Vida)

Bibliografia
ISBN 978-85-86389-22-1

1. Dietética 2. Hábitos alimentares 3. Corpo – Peso – Controle 4. Alimentos 5. Saúde - Promoção 6. Dieta para emagrecer I. Sabry, Maria Olganê Dantas. II. Título III. Série

CDD 613.25

Helena Alves de Carvalho Sampaio
Maria Olganê Dantas Sabry

a dieta da preguiça

nutri vida

Composição e projeto gráfico: OP Livros
Capa: Fabi Cantamessa

Fale conosco: oplivros@uol.com.br/
oplivros@gmail.com

Cadastre-se por e-mail e receba promoções e conteúdos exclusivos sobre este e outros livros.

Acompanhe novidades sobre a Dieta da Preguiça no blog OP Revista: oplivros.com.br/livros
e em nosso canal TVOPBR, com conteúdos exclusivos: oplivros.com.br/livros/tv

Siga-nos no Orkut (OP Livros)
e no Twitter (reginaoplivros)

Visite nossa loja virtual: oplivros.com.br Frete grátis.

Série Nutri Vida - OP Livros
Outras Palavras Produções Editoriais e Comércio Ltda.
Rua Capitão Macedo, 92, cj. 51
Fones: (11) 5549-6873 / 9391-9153
04021-020 São Paulo SP

Índice

mais um livro sobre dietas?

Isso mesmo: eis aqui uma nova abordagem sobre o tema, especialmente elaborada para homens e mulheres que não sabem, não gostam ou não têm tempo para cozinhar. Solteiras, recém-casados, descasadas, viúvos, jovens estudantes em suas repúblicas, cada qual busca saber: como sobreviver – e permanecer saudável – alimentando-se apenas em *fast-food* e restaurantes *self-service*, além de fazer bom uso das facilidades que o admirável mundo novo da comida pré-preparada e *in natura* nos oferece?

Pensando numa dieta equilibrada e ao alcance de gente ocupada como você e eu, lançamos este desafio a duas nutricionistas experientes, que não torceram o nariz à nossa proposta. Afinal, como boas profissionais, Helena e Olganê abraçaram a ideia de que toda iniciativa é bem-vinda quando se trata de reeducar esse público um tantinho descuidado, no sentido de mostrar-lhe que é possível, sim, manter uma dieta equilibrada com o mínimo esforço e o máximo de economia e praticidade.

Feijoada? Pode. Hambúrguer com fritas?! Pizza com refrigerante?!! Tudo bem, basta observar a frequência e as outras refeições ao longo do dia. Além de cardápios simples, funcionais e variados, as Doutoras nos brindam com dicas valiosas, derrubam mitos e mostram como é possível eliminar, ganhar ou manter o peso sem perder de vista o sabor dos alimentos e a pressa do dia-a-dia. Generosamente, incluem algumas receitas tão práticas e fáceis que até mesmo os inimigos do fogão desejarão tornar-se iniciados na chamada Arte Culinária.

Todas as informações indispensáveis sobre a pirâmide alimentar como modelo para uma dieta saudável e os perfis básicos dos nossos "preguiçosos" das mais variadas idades – seja o adolescente, o adulto sedentário ou o idoso, cujo metabolismo e estilo de vida estão naturalmente mais lentos – são apresentados nos capítulos finais.

Confessamos que eram esses os capítulos iniciais da obra, conforme originalmente apresentada pelas nutricionistas. No entanto, sabemos que até o preguiçoso tem pressa; e fica ansioso por saber como colocar em prática o método, para depois desfrutar, calmamente, do tempo que lhe é poupado pela praticidade do cardápio que é dado ao seu dispor – quem sabe dedicando-se a conhecer um pouco mais sobre saúde e alimentação.

Por isso, o primeiro capítulo apresenta, de imediato, o método para sua organização, contendo a lista de compras semanais e os símbolos que vão ajudá-lo a reconhecer, de longe, as combinações saudáveis, as nem tanto e as verdadeiras inimigas da boa nutrição; também será possível entender como os cardápios podem ser adaptados a homens, mulheres, adolescentes e idosos; ou ainda para quem quer manter, eliminar ou ganhar peso.

A compreensão do método e consequente ação que o coloca em prática representam o único momento da dieta que requer sua pronta e rápida participação; como dizia o poeta, ninguém vence a caminhada sem dar o primeiro passo – portanto, nesta etapa, a preguiça deve ser combatida. O investimento inicial será plenamente recompensado, confie!

O segundo capítulo traz 31 sugestões de cardápios balanceados, repletos de dicas e informações úteis para o seu dia a dia; a partir dali, você já pode sentar-se e relaxar, programando calmamente suas idas e vindas aos restaurantes, lanchonetes, supermercados e geladeiras da vida.

O terceiro capítulo apresenta 100 dicas importantes sobre alimentação, leitura altamente recomendada para você desfrutar dos cardápios sem culpa, aproveitando todos os sabores, sem pressa.

Os capítulos 4, 5 e 6 oferecem mais informações importantes sobre o tema: os mitos relacionados à Nutrição, a pirâmide alimentar e os perfis dos "preguiçosos", respectivamente; mas estes, você pode saborear ainda mais devagarinho, na medida da sua curiosidade e do seu mais legítimo interesse.

Fechando com chave de ouro, você encontra uma coleção de receitinhas deliciosas e práticas no Capítulo 7.

Então é isso: a saúde está em suas mãos; uma dieta equilibrada e saudável é apenas o primeiro – e mais importante – passo rumo à qualidade de vida. Mexa-se, ame, divirta-se, produza. E seja feliz curtindo calmamente sua merecida preguiça, um bem tão cobiçado na atualidade como o mais valoroso dos troféus.

Regina Maria Azevedo
Uma "Preguiçosa"

capítulo 1
entendendo o método

A Dieta da Preguiça está baseada no consumo da quantidade adequada e na variedade dos alimentos presentes nos cardápios elaborados para um período de 31 dias consecutivos. As sugestões aplicam-se a homens, mulheres, idosos e adolescentes – nosso público-alvo, carinhosamente aqui designados como "preguiçosos" – , cujos perfis são apresentados mais detalhadamente no capítulo 6.

O primeiro passo é ter sempre à mão os alimentos que você vai consumir em casa ou que vai levar para o trabalho, a escola ou o lazer, dispondo assim de um lanche rápido. Comece a organizar-se com uma rápida visita semanal ao supermercado.

vamos às compras!

Antes de sair comprando, preste atenção nas dicas apresentadas a seguir; assim, você economiza tempo e dinheiro.

Frutas: compre semanalmente. Se você mora sozinho, pode substituir algumas das frutas sugeridas (ex.: fatia de melão por fatia de mamão; maçã por banana, etc.), evitando desperdícios.

Legumes e verduras: raízes duram até duas semanas; folhas resistem, em média, três dias.

Carnes e ovos: se optar por carnes congeladas, você economiza tempo comprando tudo de uma vez e estocando adequadamente no freezer. Embora haja discordâncias na literatura, é seguro manter ovos na geladeira até 15 dias.

Leite e laticínios: se optar pelo leite em embalagem longa vida, compre mensalmente; atenção à validade dos demais laticínios.

Matinais: compre tudo de uma vez e economize tempo ao guardar e organizar sua dispensa.

Pães e biscoitos: compre os biscoitos mensalmente e os pães diária (francês) ou semanalmente (de forma).

Enlatados, cereais e temperos: compre tudo de uma vez.

Doces e sobremesas: atenção aos ingredientes das sobremesas sugeridas no capítulo 7, das Receitas.

Bebidas e sucos: abasteça a despensa com o mínimo necessário de refrigerantes para não abusar no consumo dessas bebidas. Se não tiver tempo para preparar os sucos com as frutas *in natura*, opte pela praticidade das polpas congeladas.

Massas e risotos prontos: aqui você pode optar pelas porções congeladas ou comprá-las numa rotisseria ou restaurante de sua preferência; caso escolha prepará-las, lembre-se de anotar os ingrediente indicados nas receitas apresentadas a partir da página 161.

Saladas e sopas: prepare porções maiores das sopas e congele-as por até 3 meses.

Lembre-se de acrescentar, semanalmente, os ingredientes das saladas e sopas à sua lista de compras.

As listas apresentadas a seguir baseiam-se na sequência dos 31 cardápios sugeridos. Tome nota do que você vai precisar, semana a semana, e vá às compras!

ALIMENTO / SEMANA	1	2	3	4	TOTAL
FRUTAS (unidade)					
Abacate	1		1		2
Abacaxi	1	1	1	1	4
Banana	1	4	3	1	9
Goiaba			1	1	2
Kiwi	2			3	5
Laranja	1	1	2	2	6
Maçã	3	3	3	4	13
Mamão	1	1	1	1	4
Manga				1	1
Melancia		3	2	2	7
Melão	1	3	3	2	9
Morango			5	5	10
Pera	1		2	2	5
Tangerina	1	2		2	5
Uva (cacho c/ 12 unid.)	2	1	2	2	7
LEGUMES / VERDURAS					
Abobrinha (unid.)	1			1	2
Acelga (maço)		1	1	1	3
Agrião (maço)		1	1		2

listas de compras

ALIMENTO / SEMANA	1	2	3	4	TOTAL
LEGUMES / VERDURAS					
Alface (maço)	1		1	1	3
Alface roxa (maço)				1	1
Batata (unid.)	1	1	1	3	6
Berinjela (unid.)			1		1
Beterraba (unid.)	2			3	5
Brócolis (maço/pct.)			1	1	2
Cenoura (unid.)	4	4	2	2	12
Chuchu (unid.)	2	1			3
Couve (unid.)		1	1	1	3
Couve-flor (unid.)	1			1	2
Ervilha (pct. ou lata)	1				1
Espinafre (maço)		1		1	2
Pepino (unid.)	1	1			2
Pimentão vermelho (unid.)	1				1
Rabanete (unid.)			1		1
Repolho (maço)	1		1		2
Rúcula (maço)	1		1	1	3
Tomate (unid.)	2	3	1	3	9
Vagem (bandeja)	1	1	1		3

ALIMENTO / SEMANA	1	2	3	4	TOTAL
CARNES / OVOS (unid.)					
Bisteca suína				1	1
Filé Bovino	2	1	2	1	6
Filé de Frango		1		1	2
Filé de Peixe	1	1	1	2	5
Linguiça suína			2		2
Ovos (unid.)		2		1	3
Presunto de peru (fatia)	1	1		4	6
Sobrecoxa frango	3	2	1	21	8
LEITE / LATICÍNIOS					
Iogurte (unid.)	3	6	3	6	18
Leite (litro)	4	1	2	3	10
Margarina (pote 250g)	1				1
Queijo Branco (250g)	1		1		2
Queijo mussarela (250g)				1	1
Queijo parmesão ral. (pct.)				1	1
Requeijão (200g)	1		1		2
Ricota (pct. 250g)				1	1
MATINAIS					
Achocolatado (200g)	1				

ALIMENTO / SEMANA	1	2	3	4	TOTAL
MATINAIS					
Açúcar (kg)	1				1
Ameixa preta seca (unid.)				3	3
Aveia (cx.)	1				1
Barra de cereal (unid.)	2	4	1	3	10
Café em pó solúvel (pct.)	1				1
Cereal flocos de milho (cx.)	1				1
Chá (cx.)			1		1
Farinha Láctea (lata)		1			1
Granola (cx.)				1	1
Maisena (pct. peq.)				1	1
Mel (pote peq.)	4	1	2	3	10
PÃES E BISCOITOS (pct.)					
Biscoito *cream cracker*	1	1	1	2	5
Biscoito maisena	1		1		2
Biscoito recheado			1		1
Biscoito *waffer*		1			1
Bolo simples (unid.)	1		1		2
Croissant (unid.)				1	1
Pão francês (unid.)	5	2	3	3	13

ALIMENTO / SEMANA	1	2	3	4	TOTAL
MATINAIS					
Açúcar (kg)	1				1
Ameixa preta seca (unid.)				3	3
Aveia (cx.)	1				1
Barra de cereal (unid.)	2	4	1	3	10
Café em pó solúvel (pct.)	1				1
Cereal flocos de milho (cx.)	1				1
Chá (cx.)			1		1
Farinha Láctea (lata)		1			1
Granola (cx.)				1	1
Maisena (pct. peq.)				1	1
Mel (pote peq.)	4	1	2	3	10
PÃES E BISCOITOS (pct.)					
Biscoito *cream cracker*	1	1	1	2	5
Biscoito maisena	1		1		2
Biscoito recheado			1		1
Biscoito *waffer*		1			1
Bolo simples (unid.)	1		1		2
Croissant (unid.)				1	1
Pão francês (unid.)	5	2	3	3	13

ALIMENTO / SEMANA	1	2	3	4	TOTAL
BEBIDAS E SUCOS					
Caldo de cana	1				1
Refrigerante (lata)	2	1	2	1	6
Suco de abacaxi (polpa)	1		2		3
Suco de acerola		1		1	2
Suco de goiaba		1			1
Suco de laranja	2	5	2	3	12
Suco de limão		1			1
Suco de maracujá				1	1
LANCHES			1		1
Batata chips (pct.50g)	1				1
Cheesebúrguer	1				1
Coxinha	1				1
Esfiha de carne		3			3
Kibe				1	1
Pastel	1				1
Pizza (fatia)		2			2
MASSAS / RISOTOS					
Arroz de forno		1			1
Arroz de salsinha		1			1

ALIMENTO / SEMANA	1	2	3	4	TOTAL
MASSAS / RISOTOS					
Macarrão à bolonhesa (por.)	1				1
Macarrão ao forno			1		1
Macarrão cremoso			1		1
Nhoque				1	1
Pene cremoso				1	1
Risoto chinês				1	1
Risoto de frango	1				1
Risoto de atum	1				1
PRATOS PRONTOS					
Carne assada (porção)				1	1
Feijoada		1			1
Frango xadrez			1		1
Purê de batata	3	3	3		9
Strogonoff de carne				1	1
Strogonoff de frango			1		1
Tutu de feijão			1		1
SALADAS / SOPAS					
Salada campestre (cs.)		1			1
Salada colorida (cs.)			1		1

ALIMENTO / SEMANA	1	2	3	4	TOTAL
SALADAS / SOPAS					
Salada especialíssima (cs.)				1	1
Salada italiana (cs.)				1	1
Salada kiwi/abacaxi/ricota (cs.)		1			1
Sopa carne/legumes (cch.)	1				1
Sopa ervilhas (cch.)			1		1
Sopa feijão (cch.)	1			1	2
Sopa frango (cch.)	1			1	2
Sopa lentilhas (cch.)			1		1
Sopa tomate (cch.)			1		1

Pronto! Com tudo à mão, você já pode desfrutar dos cardápios sugeridos e começar agora mesmo a alimentar-se de forma saudável e equilibrada. Leia com atenção as instruções do capítulo 2 e adote as sugestões apresentadas dia-a-dia para quem quer manter, ganhar ou perder peso.

Legendas:

cardápio perfeitamente balanceado

cardápio balanceado, com restrições

alerta! alimentos pouco recomendáveis!

Legendas:

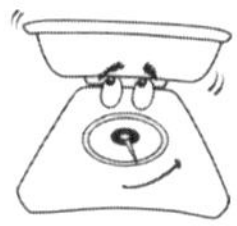 para ganhar peso (mulheres e homens)

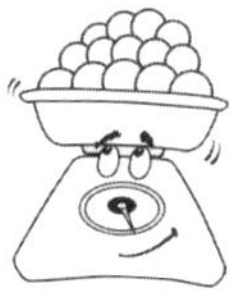 para eliminar peso (mulheres e homens)

Atenção a estas legendas para melhor interpretação das informações contidas em cada cardápio!

Alguns esclarecimentos sobre as medidas indicadas nos cardápios:

- colheres, conchas, copos e xícaras sempre são considerados "cheios", a menos que recebam outra designação (ex.: colher "rasa" de açúcar)

- cch = concha

- copo = 200ml

- cs = colher de sopa

- cx = caixa

- fatia: fina, cerca de 0,5cm; média, cerca de 1,5cm

- filé médio = corresponde à medida da palma de sua mão + 1/3 do comprimento dos dedos

- pct = pacote

- unid = unidade

capítulo 2
cardápios

Antes de iniciarmos a apresentação dos cardápios programados, é importante destacar alguns aspectos que deverão ser considerados pela pessoa na escolha de sua alimentação diária e que nortearam as sugestões aqui apresentadas.

17 passos para seu sucesso

1. **A avaliação global dos 31 cardápios** cobre, em média, todas as propostas da pirâmide alimentar para uma mulher adulta com atividade variando de sedentária a ativa. Portanto, as quantidades deverão ser aumentadas quando se tratar de mulheres mais ativas, homens e adolescentes, bem como deverão ser reduzidas quando se tratar de mulheres sedentárias e de idosos. Mas o que deverá ser aumentado ou reduzido? Principalmente o referente ao grupo dos pães/cereais e açúcares/doces, pois os grupos do leite, das frutas, das hortaliças e das leguminosas estão atingindo as necessidades de todos. Para realizar a elevação ou redução de porções consulte o capítulo 6, que discrimina o número de porções de acordo com os diferentes grupos de pessoas.

2. E por falar em leite, hortaliças e frutas, tivemos o cuidado de garantir, ao menos, uma cobertura de duas porções de leite, cinco porções de frutas + hortaliças, uma porção do grupo das leguminosas e uma porção do grupo das carnes. Assim, nossas médias foram: 2,02 porções de leite, 6,49 porções de frutas + hortaliças, 1,88 porções de carnes e 1,0 porção de leguminosas.

Em relação ao grupo do leite e derivados, uma pesquisa realizada pelo Instituto Brasileiro de Geografia e Estatística (IBGE), no período de 2002-2003 revelou que o brasileiro, em média, consome apenas o equivalente a pouco mais de meia porção de laticínios ao dia (cerca de 135ml). Nossa proposta elevou bastante a quantidade, mas o leitor deve ter em mente que sua meta deverá ser gradualmente elevada até chegar a 3 porções diárias, que é a quantidade recomendada atualmente pelo Guia Alimentar para a População Brasileira, editado pelo Ministério da Saúde. Em alguns cardápios, esta recomendação maior é seguida, o que pode servir como modelo para, a médio prazo, ser adotada na sua alimentação habitual.

3. Quanto às carnes, a média é superior à recomendação do Guia Alimentar para a População Brasileira supracitado, o que foi proposital, considerando que nossos "preguiçosos" comem fora de casa com frequência, em locais onde habitualmente as porções deste grupo alimentar são maiores. No entanto, como meta educativa, a médio prazo, tente reduzir sempre que possível as porções do grupo das carnes que constam nos cardápios presentes neste livro.

4. Tivemos um cuidado especial com o cálculo da quantidade de gorduras *trans* dos cardápios, pois o Guia Alimentar para a População Brasileira estipula que a quantidade diária permitida seja até 1% do total energético consumido. A quantidade média diária de gorduras *trans* presente nos cardápios propostos foi de 0,61% do total calórico consumido. Em apenas quatro dias, principalmente havendo a presença de alimentos ricos em gorduras *trans* (salgados industrializados, biscoitos), o percentual permitido foi ultrapassado, mas devidamente compensado nos demais. Como já recomendado no capítulo 3, leia sempre os rótulos dos produtos para escolher alimentos sem gorduras *trans* ou com o mínimo de quantidade destas.

5. Você pode observar que todo tempo nós falamos "em média o fornecimento do cardápio foi...". Isto significa que os cardápios só são adequados se avaliados na sua totalidade. As legendas adotadas (prato feliz, neutro ou triste) baseiam-se nessa tônica. Você não pode, por exemplo, escolher um dia que lhe seja agradável ao paladar e ficar repetindo apenas aquele cardápio, certamente ele se tornará inadequado. Na nossa programação, temos dias de cardápios muito ricos em nutrientes, que protegem nossa saúde e outros menos ricos, que, se usados com frequência, poderiam deixar de fornecer alguns nutrientes importantes na quantidade adequada.

O segredo é esse: nada é totalmente proibido quando se fala em nutrição adequada. É possível aliar cardápios nutritivos com cardápios não tão nutritivos, embora gostosos, desde que se tenha o cuidado de não repetir demasiadamente esses últimos.

Achamos importante respeitar o hábito do brasileiro morador de grandes cidades. Muitas opções disponíveis para esse brasileiro não são balanceadas. Assim, tentamos permitir a utilização de alimentos habitualmente consumidos, mas criticados por *experts* em nutrição, como feijoada, pizzas, cheesebúrgueres, pastéis, refrigerantes, mas tomamos o cuidado de evitar repetições excessivas destes alimentos "inadequados", como também tentamos equilibrar o cardápio nas refeições subsequentes.

6. Você vai observar que nos preocupamos com as pessoas que são obrigadas a comer fora de casa e nem sempre têm acesso ao melhor cardápio do mundo e, além disso, pessoas que voltam cansadas de um dia de trabalho e/ou estudo e que precisam providenciar um jantar rápido e pouco trabalhoso. Assim, há dias em que colocamos um sanduíche de *fast-food* no almoço, em outros, colocamos uma feijoada; há dias em que colocamos uma preparação mais sofisticada, pensando que você pode estar frequentando um restaurante fino.

Tentamos alternar a presença de uma refeição rica em calorias e gorduras num dia, com a oferta de uma outra refeição pobre em calorias e gorduras e rica em vitaminas e minerais no mesmo dia. Essa é a chave da manutenção da saúde em termos nutricionais. De um modo geral, tentamos não ultrapassar 2 refrigerantes por semana, em média não mais do que 3-4 preparações gordurosas/salgados por semana (evitando aumentar demais a quantidade diária de gorduras), evitamos oferta de doces diariamente e utilizamos apenas 1 refeição tipo *fast food*.

7. **Pensamos que, de um modo geral, as pessoas irão fazer um rápido café da manhã em casa** e consumirão (na rua) 2 lanches (matutino e vespertino) e o almoço; comerão em casa no horário do jantar e na ceia (lanche antes de dormir). Desta forma, tentamos colocar em lanches matutino e vespertino e em almoços, alimentos e preparações que a pessoa encontre facilmente em lanchonetes e restaurantes durante o período em que se alimentar fora de casa.

Para o jantar e a ceia, definimos preparações simples, anexando as respectivas receitas sempre que necessário. Embora não faça parte do objetivo deste livro, lembre-se que, tanto ao comer fora de casa como ao preparar a refeição em casa, todo cuidado com a higiene do local e com os alimentos deve ser observado.

8. **De modo geral, tentamos evitar a alta frequência do consumo de açúcares e doces**, pois, além desses contribuírem para o ganho de peso, caso consumidos em intervalos e sem a imediata e adequada higienização bucal, também contribuem para o surgimento da cárie dental.

9. **Estamos tentando criar uma mentalidade diferente no que diz respeito ao uso de açúcares para adoçar as preparações.** No Brasil, temos o hábito de adoçar demais as preparações como café com leite, sucos, vitaminas. Assim, toda nossa programação para o uso do açúcar como adoçante foi pensando em uma concentração de, no máximo, 10% da preparação, trabalhando-se com 1 colher de chá para recipientes pequenos e 1 colher de sopa rasa para recipientes de tamanho normal (200-250ml).

10. **Igualmente, estamos tentando criar uma mentalidade diferente no que diz respeito às preparações e quantidade de carnes brancas ou vermelhas** consumidas diariamente, como já ressaltado no item 3. No Brasil, desenvolvemos o hábito de consumir quantidades relativamente grandes de carne, embora, sob nossa ótica, as consideremos pequenas. Assim, toda nossa programação para o uso de carnes, foi pensando em todas as porções pequenas, como por exemplo: 1 bife pequeno de carne (do tamanho da palma da mão + 1/3 dos dedos), 1 sobrecoxa de frango.

11. **Observe também que estamos prevendo sempre algum lanche com frutas ou suco**; caso não haja disponibilidade destes alimentos em seu local de trabalho ou estudo, aprenda a levá-lo de casa, pois você estará garantindo uma boa ingestão de vitaminas e minerais importantes no dia a dia.

12. **Vale a pena falar do sal para prevenir doenças crônicas**, principalmente a hipertensão arterial. O consumo

de sal deve ser baixo. Para ter uma ideia da quantidade adequada, se você mora sozinho e faz todas as suas refeições em casa, 1kg de sal deverá durar cerca de 5 meses e meio a 6 meses e meio (máximo de 5-6g/pessoa/dia). Infelizmente, fica difícil tal controle para quem se alimenta fora de casa. Um dos segredos é desenvolver um paladar que aprecie mais o sabor insosso e evitar adicionar sal em preparações que já venham salgadas.

13. Queremos também deixar claro que as propostas constantes nesse livro são diretrizes básicas para uma vida saudável em termos de alimentação e nutrição. Tenha em mente que as dicas para eliminar ou ganhar peso constantes em cada cardápio são também sugestões muito genéricas, que não levam em consideração se há ou não a presença de alguma doença ou alteração do metabolismo e não devem ser seguidas por tempo prolongado sem uma avaliação profissional.

Embora os cardápios estejam balanceados, algumas dicas de perda ou ganho de peso, a longo prazo, podem acarretar desequilíbrios na dieta de algumas pessoas. Caso haja necessidade de uma orientação mais personalizada, visando a uma determinada perda de peso em função de determinado tempo ou que precise de uma adaptação pela presença de diabetes ou pela presença de alterações de colesterol sanguíneo ou de qualquer outra doença, é fundamental a busca de um profissional mais especializado para uma orientação individualizada. Tal profissional é o nutricionista. Caso você detecte a necessidade de um acompanhamento dirigido para suas necessidades em particular, procure por esse profissional na sua cidade. Muitos nutricionistas possuem convênios médicos que podem abranger o seu, bem como muitos estabelecimentos públicos contam com a presença desse profissional.

14. **Padronizamos seis refeições diárias,** salvo algumas exceções, partindo do princípio de que é ruim para o funcionamento do nosso organismo um período muito longo sem receber alimentos, assim como um bom fracionamento ajuda a controlar o apetite, evitando refeições de volume excessivo.

15. **Tentamos preparar cardápios utilizando alimentos comuns em nosso país, de acordo com os hábitos alimentares do brasileiro.** Assim, pão e batata foram frequentes ao longo dos 31 cardápios.

16. **Nem sempre em cada localidade do Brasil existe grande variedade de verduras e legumes,** de forma que repetimos alguns alimentos pertencentes a esses grupos, pois a variação depende da disponibilidade da cada região; o mesmo é válido para as frutas.

17. **Optamos por não incluir bebidas alcoólicas** nos cardápios preparados. Na verdade, elas não são proibidas, mas não trazem nenhum nutriente para nossa dieta diária, além de atrapalharem o aproveitamento de muitas vitaminas e minerais em nossa alimentação, caso consumidas em excesso. O ideal seria que não consumíssemos tais bebidas ou, caso quiséssemos, não

ultrapassássemos as doses permitidas, descritas no Capítulo 3. Segue um quadro relativo a bebidas com suas respectivas calorias para que você possa se programar, em caso de exagero, compensando, ao menos, o excesso de calorias ingeridas, reduzindo as mesmas nos dias subsequentes, eliminando, por exemplo, açúcares e doces, utilizando carnes brancas, privando-se das frituras ou preparações que utilizem muita gordura.

Quadro 1. Quantidade de calorias presentes em algumas bebidas alcoólicas.

Bebida	Bebida	Calorias
Aguardente de cana	1 dose (30ml)	75
Cerveja	1 lata (350ml)	150
Champanhe	1 taça (120ml)	100
Cooler	1 garrafa (360ml)	215
Licor	1 cálice (45ml)	160
Martini	1 taça (75ml)	156
Vermute doce	1 taça (90ml)	140
Vermute seco	1 taça (90ml)	105
Vinho doce	1 taça (120ml)	105
Vinho seco	1 taça (120ml)	80
Vinho do Porto	1 taça (60ml)	90
Uísque, vodca, rum e outros destilados	1 dose (45ml)	150

A seguir, apresentamos os 31 cardápios balanceados.

CARDÁPIO 1

Desjejum

- 1 copo de leite com café com 1 colher de chá de açúcar
- 1 pãozinho francês (carioquinha) com 1 colher de chá rasa de margarina
- 1 fatia média de mamão ou 1/2 mamão Havaí (papaia) pequeno

Lanche

- 1 pera

Almoço

- Salada de rúcula à vontade
- 4 colheres de sopa cheias de salada de beterraba, cenoura e chuchu cozidos
- 6 colheres de sopa de arroz
- 1 concha média de feijão
- 1 bife médio de carne bovina
- 1 laranja

Lanche

- 1 pote de iogurte

Jantar

- 1 prato de macarrão à bolonhesa (receita à p. 165)
- 2 rodelas médias de abacaxi

Ceia

- 1 copo de leite

Dicas do dia

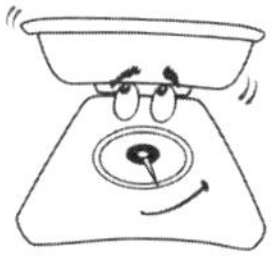

Para **eliminar peso** com este cardápio, uma forma prática é reduzir pela metade ou tirar 1/3 do pão, do arroz e do macarrão e substituir os laticínios por opções desnatadas.

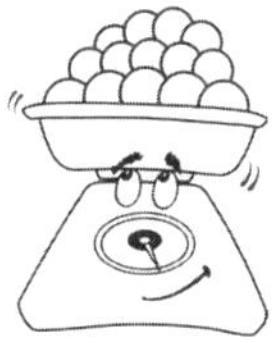

Para **ganhar peso**, dobre ou aumente - pelo menos 50% - as quantidades de pão, arroz e macarrão; ou, caso não queira aumentar volumes, coloque geleia no mamão da manhã, escolha um iogurte mais calórico, com mel, por exemplo, liquidifique o leite da ceia com uma colher de sopa de sorvete ou adicione uma colher de sopa de chocolate ou achocolatado.

CARDÁPIO 2

Desjejum

- Vitamina de leite com banana:
  1 copo de leite
  1 banana adoçada com
  1 colher de sopa rasa de açúcar
- 6 bolachas *cream cracker* com
  1 colher de sopa rasa de requeijão

Lanche

- 1 coxinha
- 1 lata de refrigerante

Almoço

- 8 colheres de sopa de salada de repolho e cenoura
- 6 colheres de sopa de arroz
- 1 concha média de feijão
- 1 sobrecoxa de frango assado
- 4 colheres de sopa de abobrinha refogada
- 1 fatia média de mamão

Lanche

- 1 copo de leite com café com
  1 colher de sopa rasa de açúcar
- 1 pãozinho francês (carioquinha) com
  1 colher de chá rasa de margarina

Jantar
- 1 prato de sopa de legumes com carne (p.177)
- 1 pãozinho francês (carioquinha)

Ceia
- 12 uvas

Dicas do dia

Este cardápio tem salgado frito e refrigerante no lanche matutino. Não é um lanche ideal, mas pode ser sua única opção em algum dia do mês. Compensamos com um melhor lanche vespertino (utilizando leite, que é de alto valor nutritivo) e com a adição de frutas na ceia.

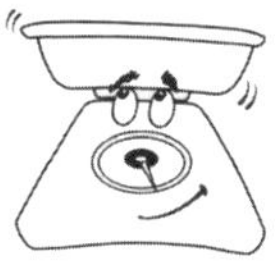

Para **eliminar peso**, esta opção matutina não deverá ocorrer; opte por uma fruta. Evite também o pão do lanche vespertino e utilize leite e laticínios desnatados.

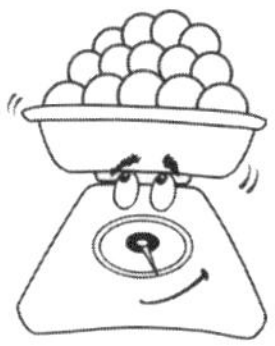

Para **ganhar peso**, aumente o volume de todas as preparações ou enriqueça a vitamina do café da manhã com cereais (sucrilhos®, farinha láctea®, neston® e similares); utilize também doces na sobremesa, como geleia ou sorvete sobre a fruta, ou regue as uvas da ceia com leite condensado.

CARDÁPIO 3

Desjejum
- 1 copo de suco de laranja
- 2 fatias de pão de forma com
  1 colher de sopa rasa de requeijão

Lanche
- 1 barra de cereal

Almoço (típico de lanchonete)
- 1 sanduíche *cheeseburguer*
- 1 pacote pequeno de batata frita
- 1 lata de refrigerante

Lanche
- 1 kiwi

Jantar
- Salada:
  2 folhas de alface com
  3 rodelas de tomate
- 1 porção de risoto de frango (receita à p. 170)
- 1 maçã

Ceia
- 1 pote de iogurte

Dicas do dia

Esta opção de almoço é ruim. Estamos prevendo que você terá a necessidade de fazê-la, no máximo, uma vez no mês, por questão de local disponível ou tempo de refeição. Verifique que compensamos com maior oferta de frutas e um jantar mais leve.

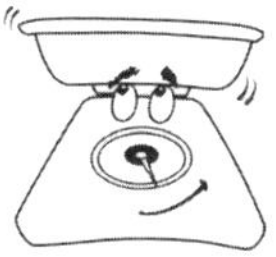

Para **eliminar peso**, nunca opte por este cardápio. Se tiver que comer sanduíche no almoço por absoluta falta de opção, escolha a versão menos prejudicial: sanduíche de pão de forma com queijo (se possível, mineiro; ou do tipo mussarela). O refrigerante deve ser diet ou light.

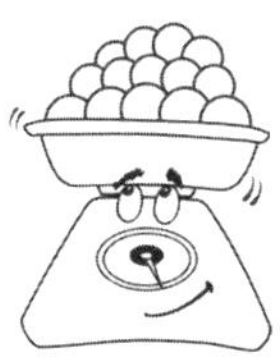

Para **ganhar peso**, este cardápio é uma boa opção. No máximo, acrescente um iogurte mais calórico, do tipo com mel, na ceia.

CARDÁPIO 4

Desjejum
- 1 copo de leite com
  8 colheres de sopa de flocos de milho
- 1 fatia média de mamão ou 1/2 mamão Havaí (papaia) pequeno

Lanche
- 1 xícara pequena de café com
  1 colher de chá cheia de açúcar
- 4 biscoitos maizena

Almoço
- Salada:
  10 rodelas de pepino
  3 rodelas de tomate
  4 colheres de sopa de ervilha temperada com
  2 colheres de chá de azeite de oliva
- 6 colheres de sopa de arroz
- 3 colheres de sopa de purê de batata
- 1 filé médio de peixe à dorê
- 1 cacho de uva (ou 12 unidades)

Lanche
- 1 maçã

Jantar
- 1 prato de sopa de frango com legumes (receita à p. 181);

- 1 pãozinho francês (carioquinha) com
  1 colher de chá rasa de margarina

Ceia

- 2 fatias médias de queijo branco
- 1 colher de sopa rasa de geleia

Dicas do dia

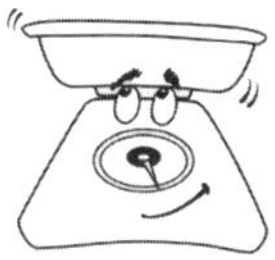

Para **eliminar peso**, uma boa dica é evitar o cereal do café da manhã, reduzir para 2 os biscoitos do lanche matutino; retire também o purê de batata do almoço e a geleia da ceia.

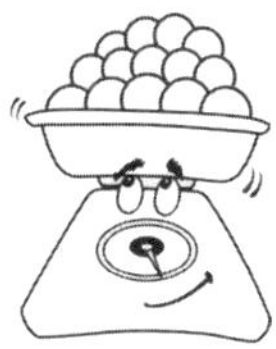

Para **ganhar peso**, a opção óbvia é aumentar as quantidades; caso não seja simpático a essa idéia, pode colocar leite condensado no mamão do café da manhã, acrescentar um sorvete ou chocolate no lanche da tarde e aumentar a geleia da ceia.

CARDÁPIO 5

Desjejum
- 1 xícara de leite com café com
  1 colher de sopa rasa de açúcar
- 1 pãozinho francês (carioquinha) com
  1 colher de chá rasa de margarina
- 1 fatia de presunto de peru
- 1 fatia de melão

Lanche
- 1 copo de suco de laranja

Almoço
- Salada:
  5 rodelas de beterraba temperada com
  1 colher de chá de azeite de oliva
- 6 colheres de sopa de arroz
- 1 sobrecoxa de frango ensopado
- 2 buquês de couve-flor à milanesa
- 1 kiwi

Lanche
- 1 xícara pequena de café
- 1 colher de chá de açúcar
- 1 fatia média de bolo

Jantar

- 1 prato de sopa de feijão com carne moída e legumes (receita à p. 178)

Ceia

- 1 copo de leite com
  1 colher de sopa rasa de achocolatado em pó

Dicas do dia

Couve-flor à milanesa é uma preparação calórica, pois além de ser uma fritura, ainda é feita com farinha e ovo. Pode ser utilizada às vezes, mas o ideal é que ela seja apenas cozida, principalmente se você quer eliminar peso.

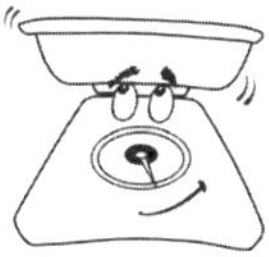

Para **eliminar peso**, também reduza pela metade as quantidades de pão e arroz, utilize adoçante artificial e achocolatado dietético, evite bolo no lanche vespertino, optando por uma fruta neste horário.

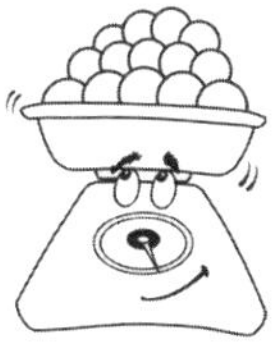

Para **ganhar peso**, pode aumentar as quantidades de todas as preparações ou acrescentar biscoitos tipo *cream cracker* (6) ou mais um pãozinho francês (carioquinha) com requeijão ou outro queijo no lanche matutino; a fatia do bolo pode ser mais grossa; a sopa pode ter acompanhamento de duas torradas de pão de forma; o leite com achocolatado pode ser liquidificado com sorvete.

CARDÁPIO 6

Desjejum
- 1 copo de vitamina de abacate:
  2/3 de copo de leite
  4 colheres de sopa de abacate com
  1 colher de sopa rasa de açúcar
- 4 bolachas *cream-cracker* com
  1 colher de sopa rasa de requeijão

Lanche
- 1 barra de cereal

Almoço
- Salada:
  3 folhas de alface
  4 rodelas de pimentão vermelho
- 6 colheres de sopa de arroz
- 1 concha média de feijão
- 1 bife à rolé médio com cenoura
- 5 colheres de sopa de vagem refogada
- 1 fatia média de goiabada

Lanche
- 1 pera

Jantar
- Mingau de aveia:

1 copo e meio de leite
4 colheres de sopa de aveia
2 colheres de sopa rasas de açúcar

Ceia

- 1 tangerina (mexerica)

Dicas do dia

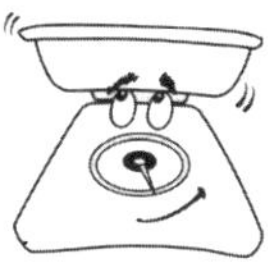

Se você quer **eliminar peso**, reduza pela metade a bolacha *cream cracker,* o arroz e a aveia; utilize laticínios desnatados, escolha a barra de cereal dietética, substitua a goiabada por uma fruta, utilize adoçante artificial.

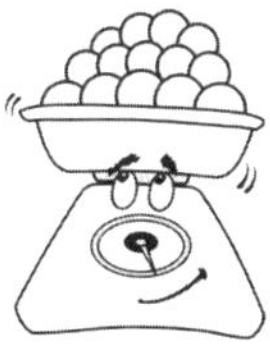

Se você quer **ganhar peso**, aumente as quantidades; coma 6 bolachas *cream cracker* e consuma 8 colheres de sopa cheias de arroz; adicione creme de leite na goiabada; utilize barra de cereal com chocolate, coloque leite condensado na tangerina.

CARDÁPIO 7

Desjejum
- 1 pote de iogurte batido com
  1 banana média e
  1 colher de sopa de granola adoçada com
  1 colher de sopa rasa de açúcar
- 2 fatias de pão de forma com
  1 colher de sopa rasa de requeijão

Lanche
- 1 copo de caldo de cana
- 1 pastel

Almoço
- Salada:
  3 colheres de sopa de agrião
  4 rodelas de tomate temperadas com
  1 colher de chá de azeite de oliva
- 6 colheres de sopa de arroz
- 1 concha média de feijão
- 1 sobrecoxa de frango assada
- 6 colheres de sopa de cenoura, chuchu e batata cozidos
- 1 copo de suco de abacaxi adoçado com
  1 colher de sopa rasa de açúcar

Lanche
- 1 laranja

Jantar

- 1 porção de risoto de atum com queijo (receita à p. 169)

Ceia

Vitamina:

- 1 copo de leite batido com
  1 maçã
  1 colher de sopa rasa de açúcar

Dicas do dia

Repare que o lanche matutino não é ideal, mas demos esta opção porque, em algum dia, pode ser o único lanche possível. Compensamos com maior oferta de frutas ou sucos, além de excluir frituras no almoço.

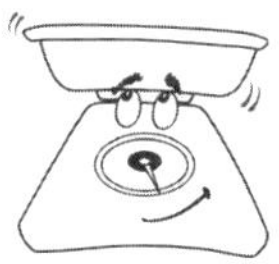

Para **eliminar peso**, nunca opte por pastel com caldo de cana: tome um suco de frutas natural; se não dispuser de algo pouco calórico, opte, de manhã, por um refrigerante dietético (péssima opção, mas, às vezes, a menos ruim). Use adoçante; reduza pela metade as quantidades das preparações: pão, arroz e risoto; utilize laticínios desnatados.

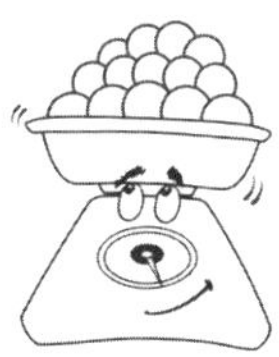

Para **ganhar peso**, coma uma fatia de pão a mais; aumente o arroz do almoço para 8 colheres; coma um chocolate pequeno, além da laranja, no lanche vespertino; acrescente cereais à vitamina de maçã.

CARDÁPIO 8

Desjejum
- 1 pote de iogurte natural com
  8 colheres de sopa de cereal matinal
- 1 fatia de melancia

Lanche
- 1 maçã

Almoço
- 3 conchas médias de feijoada
- 6 colheres de sopa de arroz
- 2 colheres de sopa rasas de farofa
- 4 colheres de sopa de couve-manteiga refogada
- 1 laranja

Lanche
- 1 cacho de uva (12 unidades)

Jantar
- 1 receita de salada campestre (receita à p. 171)
- 2 fatias de pão de forma integral
- 1 copo de suco de goiaba adoçado com
  1 colher de sopa rasa de açúcar

Ceia
- 2 rodelas de abacaxi

Dicas do dia

Em algumas regiões do país, é comum num dia da semana os restaurantes comerciais ou de empresas oferecerem feijoada, muitas vezes sem outra opção. Por este motivo, incluímos esta preparação em um dia do mês. Por outro lado, observe a leveza do restante das refeições deste dia, conduta obrigatória caso você opte por comer feijoada.

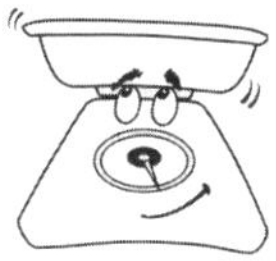

Para **eliminar peso**, evite comer feijoada; se não for possível, coma apenas 1 concha, evitando as carnes mais gordurosas; e não coma a farofa, aumentando a quantidade da couve; no café da manhã, reduza o cereal matinal para 4 colheres de sopa; se achar suficiente, reduza o arroz para 4 colheres de sopa.

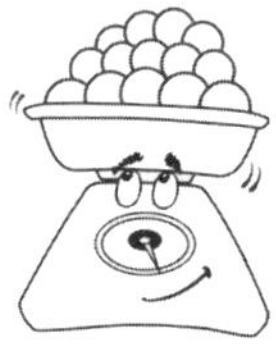

Para **ganhar peso**, a dieta deste dia já é bem calórica; ainda é possível aumentar para 2 a 4 as fatias do pão integral do jantar ou acrescentar algum doce na ceia.

CARDÁPIO 9

Desjejum
- 1 copo de suco de laranja batido com
  1 banana adoçada com
  1 colher de sopa rasa de açúcar
- 2 fatias de pão de forma
- 1 fatia média de queijo branco

Lanche:
- 1 pote de iogurte

Almoço
- Salada:
  3 colheres de sopa de agrião
  4 rodelas de rabanete
- 6 colheres de sopa de arroz
- 1 filé médio de peixe grelhado
- 3 colheres de sopa de purê de batata
- 1 fatia de melancia

Lanche
- 1 barra de cereal

Jantar
- 2 fatias médias de pizza mista
- 1 lata de refrigerante

Ceia

- 1 maçã

Dicas do dia

Pizza com refrigerante é uma combinação gostosa, mas não a mais saudável. Consuma isto apenas uma vez no mês. A pizza poderia ser consumida no meio do dia, mas em geral, é mais fácil encontrar um almoço razoável em restaurantes próximos ao trabalho do que planejar um jantar mais balanceado à noite. Entretanto, no almoço ou no jantar, persiste a recomendação de não optar por este cardápio mais do que uma vez no mês.

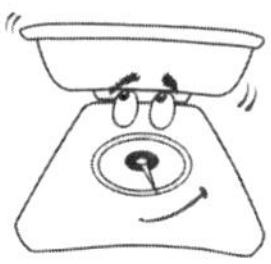

Para **eliminar peso**, evite esta opção; se não for possível, opte por uma pizza leve: escarola com mussarela, atum ou apenas mussarela ou ricota, por exemplo. Consuma refrigerante dietético; reduza o pão de forma para uma fatia e o arroz para 3 colheres; retire o purê de batata aumente a salada; utilize laticínios desnatados; opte pela barra de cereal dietética.

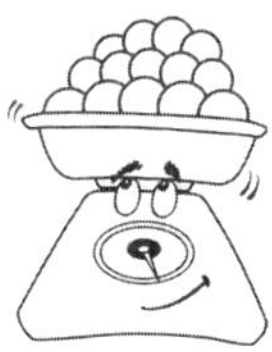

Para **ganhar peso**, consuma 3 fatias pão de forma; acrescente cereais na vitamina de laranja e banana; utilize iogurte mais calórico; coma um doce ou tome um sorvete no lanche vespertino; acrescente mel à maçã.

CARDÁPIO 10

Desjejum
- 1 copo de leite com
  1 colher de sopa rasa de achocolatado em pó
- 1 pãozinho francês (carioquinha) com
  1 colher de chá rasa de margarina
- 1 fatia de mamão

Lanche
- 1 xícara pequena de café
- 1 colher de chá de açúcar
- 1 fatia média de bolo simples

Almoço
- Salada:
  8 rodelas de pepino
  4 rodelas de tomate
- 6 colheres de sopa de arroz
- 1 concha média de feijão
- 6 colheres de sopa de vagem refogada
- 1 filé de peito de frango gratinado
- 1 fatia de melão

Lanche
- 1 pote de iogurte

Jantar

- 1 porção de arroz de salsinha (receita à p. 163)
- Omelete:
  2 ovos com
  2 colheres de sopa cheias de espinafre
- 1 copo de limonada adoçado com
  1 colher de sopa rasa de açúcar

Ceia

- 1 tangerina (mexerica)

Dicas do dia

Lembre-se que ovos são ricos em colesterol (a gema) e não devem ser consumidos em quantidade superior a 2-3 por semana, portanto neste dia já fica ingerida a cota de ovos por semana.

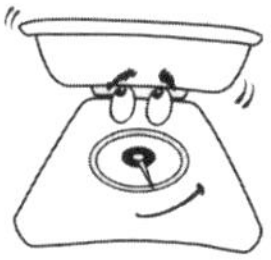

Para **eliminar peso**, utilize laticínios desnatados, adoçante e achocolatado dietéticos; reduza o pão e o arroz pela metade; evite preparação gratinada, preferindo assada, grelhada ou cozida; substitua o bolo por uma fruta.

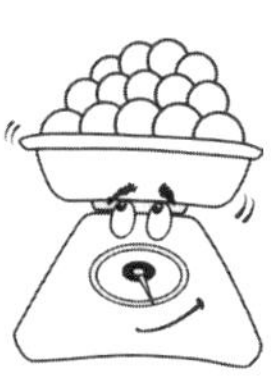

Para **ganhar peso**, coloque cereal no mamão; utilize 2 colheres de sopa do achocolatado; aumente as quantidades de arroz e feijão; escolha iogurte mais calórico; utilize sorvete na limonada ou sobre a tangerina.

CARDÁPIO 11

Desjejum
-1 copo de suco de laranja
- 2 fatias de pão de forma
- 1 colher de sopa de atum misturado com
  1 colher de sopa rasa de requeijão

Lanche
- 1 xícara pequena de café
- 1 colher de chá de açúcar
- 2 biscoitos *waffer*

Almoço
- Salada:
  5 folhas de rúcula
  1 tomate (5 a 8 fatias)
  1 colher de chá de azeite de oliva
- 6 colheres de sopa de arroz
- 1 concha média e feijão
- 1 bife acebolado médio
- 20 palitos de batata frita
- 2 rodelas médias de abacaxi

Lanche
- 1 barra de cereal

Jantar

- 1 copo e meio de leite com
  4 colheres de sopa cheias de farinha láctea
  1 banana em rodelas

Ceia

- 1 tangerina (mexerica)

Dicas do dia

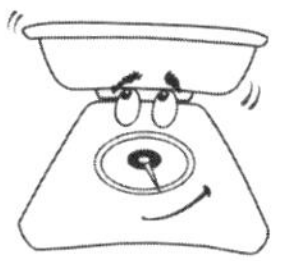

Para **eliminar peso**, reduza o pão de forma para uma fatia; utilize atum dietético (conservado em água); utilize laticínios desnatados; retire o biscoito do lanche e coma uma fruta ou, se impossível, coma apenas um biscoito; reduza o arroz e a farinha láctea pela metade; evite as batatas fritas e aumente a salada.

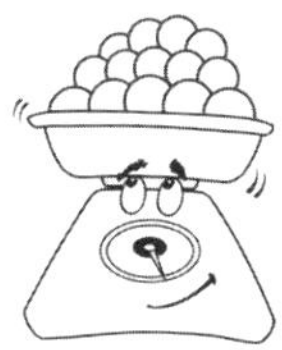

Para **ganhar peso**, aumente uma fatia de pão de forma; coma mais 2 biscoitos *waffer*; aumente o arroz e o feijão; no lanche vespertino, utilize uma barra de cereal com chocolate ou coma 4 bananas passa com chocolate ou um chocolate pequeno; ou tome uma bola de sorvete ou um picolé cremoso.

CARDÁPIO 12

Desjejum
- 1 copo de leite com
  1 colher de sopa cheia de achocolatado em pó
- 6 bolachas *cream cracker* com
  1 colher de chá rasa de margarina
- 1 fatia de melão

Lanche
- 1 banana

Almoço
- Salada:
  1 prato de sobremesa de rúcula
  4 rodelas de tomate e
  1 colher de chá de azeite de oliva
- 6 colheres de sopa de arroz
- 1 concha média de feijão
- 1 sobrecoxa de frango assado
- 3 colheres de sopa de salada mista (batata, cenoura, chuchu)
- 1 fatia de melancia

Lanche
- 1 barra de cereal

Jantar

- Suco:
  2/3 copo de suco de laranja
  1 cenoura pequena
  ½ fatia de melão
- 3 esfihas (recheio a gosto)

Ceia

- 1 copo de iogurte

Dicas do dia

Esfihas não são a melhor opção, mas sendo pouco frequentes, não há problemas. Buscamos compensar utilizando uma vitamina de frutas com hortaliça para acompanhar.

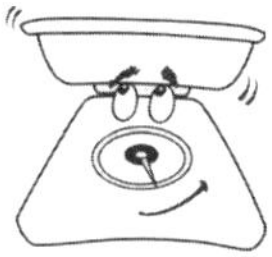

Para **eliminar peso**, utilize laticínios desnatados; achocolatado e barra de cereal dietéticos; reduza para 3 bolachas *cream cracker*; reduza o arroz pela metade; reduza as esfihas para 2 e escolha as de queijo.

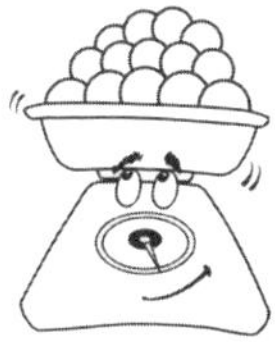

Para **ganhar peso**, esfihas já são bastante calóricas; mas, pode ainda aumentar uma colher do achocolatado; consumir 8 biscoitos *cream cracker*; aumentar a quantidade de arroz e feijão; acrescentar algum doce ou sorvete em algum dos lanches.

CARDÁPIO 13

Desjejum
- 1 copo de suco de laranja batido com
  1 cenoura pequena e
  1 colher de sopa rasa de açúcar
- 1 xícara pequena de café preto com
  1 colher de chá de açúcar
- 1 pãozinho francês com
  1 colher de chá rasa de margarina

Lanche
- 1 banana

Almoço
- 1 pedaço grande de lasanha
- 1 taça de gelatina

Lanche
- 1 copo de suco de acerola adoçado com
  1 colher de sopa rasa de açúcar

Jantar
- 1 receita de salada de kiwi com abacaxi e ricota (receita à p.174)
- 6 bolachas *cream-cracker*

Ceia
- 1 barra de cereal

Dicas do dia

Em alguns restaurantes, há o dia da oferta de massas. Normalmente uma lasanha é mais rica em gordura, pois inclui carne bovina, molho branco, queijo e presunto. Mais uma vez, tentamos equilibrar o cardápio nas refeições subsequentes.

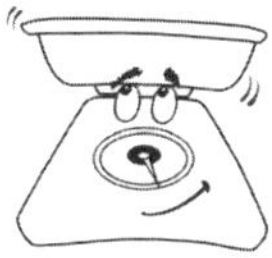

Para **eliminar peso**, utilize adoçante artificial; reduza o pão pela metade; escolha um pedaço pequeno de lasanha ou veja a possibilidade de complementar com uma salada; reduza as bolachas para 3 unidades.

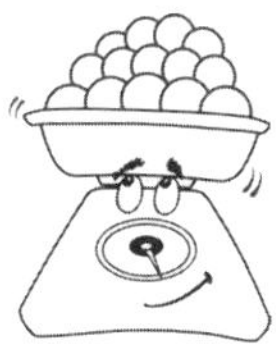

Para **ganhar peso**, considerando o tipo de cardápio proposto, basta aumentar as bolachas para 8-10 unidades e acrescentar um doce ou sorvete como sobremesa ou adicionado à barra de cereal.

CARDÁPIO 14

Desjejum
- 1 pote de iogurte natural batido com
  1 maçã temperada com
  canela em pó a gosto
  gotas de limão a gosto
- 2 fatias de pão de forma
- 1 fatia de presunto de peru

Lanche
- 1 copo de suco de laranja

Almoço
- Salada:
  6 colheres de sopa de acelga picada
  2 colheres de sopa de cenoura ralada
  1 colher de chá de azeite de oliva
- 6 colheres de sopa de arroz
- 1 concha média de feijão
- 1 sobrecoxa de frango assado
- 2 colheres de sopa rasas de farofa
- 2 rodelas de abacaxi

Lanche
- 1 pote de iogurte

Jantar

- 1 receita de arroz de forno (receita à p. 162)

Ceia

- 3 colheres de sopa cheias de creme de limão (receita à p. 185)

Dicas do dia

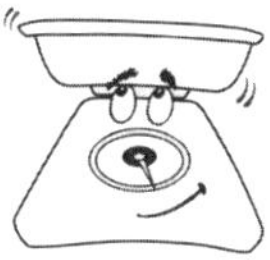

Para **eliminar peso**, substitua o iogurte natural por desnatado; utilize apenas uma fatia de pão de forma; reduza o arroz do almoço pela metade e passe o do jantar para 8 colheres de sopa cheias; exclua a farofa do almoço; substitua o doce da ceia por uma fruta.

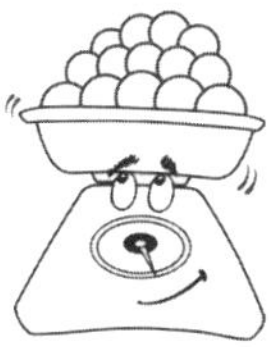

Para **ganhar peso**, adicione cereais de sua preferência no creme de iogurte com maçã; aumente o arroz do almoço para 8 colheres de sopa; tome também um sorvete no lanche da tarde ou ainda opte por um *milkshake* neste horário.

CARDÁPIO 15

Desjejum

- 1 taça de salada de frutas com: mamão, melão, maçã, laranja e abacaxi
- 1 colher de sopa de granola
- 1 pãozinho francês
- 1 fatia média de queijo branco
- 1 copo de leite com café com 1 colher de sopa rasa de açúcar

Lanche

- 1 pera

Almoço

- 6 colheres de sopa de arroz
- 1 concha média de tutu de feijão
- 2 linguiças aceboladas
- 4 colheres de sopa de couve refogada
- 1 laranja

Lanche

- 1 copo de suco de abacaxi com 1 colher de sopa rasa de açúcar

Jantar

- 1 receita de sopa creme de tomate (receita à p. 176)
- 2 torradas de pão de forma

Ceia: 1 cacho de uva (12 unidades)

Dicas do dia

Da mesma forma que feijoadas e massas, em algumas cidades os restaurantes adotam o dia em que é oferecido tutu de feijão com linguiça, razão pela qual incluímos este cardápio. Novamente, tentamos obter equilíbrio através das demais refeições.

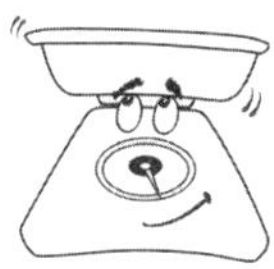

Para **eliminar peso**, tire a granola ou reduza o pão pela metade no desjejum; utilize adoçante artificial; se tiver uma oferta menos gordurosa que a linguiça, prefira essa outra opção; reduza o arroz pela metade (pode compensar o apetite aumentando a couve); reduza a torrada do jantar para uma unidade.

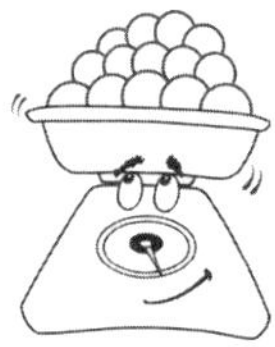

Para **ganhar peso**, aumente o arroz e o feijão do almoço; aumente as torradas do jantar; utilize também uma opção de doce na ceia, por exemplo, acrescente leite condensado ou sorvete sobre as uvas.

CARDÁPIO 16

Desjejum
- 1 xícara de leite com café com 1 colher de sopa rasa de açúcar
- 1 fatia média de bolo simples
- 1 fatia média de mamão ou 1/2 mamão Havaí (papaia) pequeno

Lanche
- 1 pão de queijo
- 1 lata de refrigerante

Almoço
- 10 colheres de sopa cheias de risoto chinês (*yakimeshi*)
- 4 colheres de sopa de frango xadrez
- 1 laranja

Lanche
- 1 maçã

Jantar
- 1 receita de macarrão cremoso com palmito e ervilha (receita à p. 166)
- 12 uvas

Ceia:
- 1 banana amassada com 1 pote de iogurte

Dicas do dia

Este é o dia em que há opções menos saudáveis ou mais gordurosas tanto no lanche matutino, como no almoço e jantar. O "erro" foi proposital, apenas para mostrar que as pessoas, em algum dia do mês, podem acabar se alimentando da forma equivocada em quase todas as refeições do dia. Desde que isto não se torne um hábito e que a pessoa não tenha doenças que possam se agravar com tal conduta, um dia por mês não vai prejudicar a saúde.

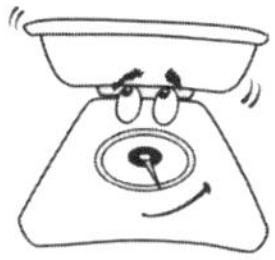

Para **eliminar peso**, este não é um cardápio adequado. Mas, caso você não possa alterar muita coisa ou insista em querer apreciar este tipo de cardápio neste dia, retire o bolo e o açúcar do café da manhã; prefira um refrigerante *light* e não coma o pão de queijo; reduza o arroz do almoço pela metade; coma o macarrão do jantar com molho de tomate, sem creme de leite, reduzindo a quantidade pela metade; utilize iogurte desnatado na ceia.

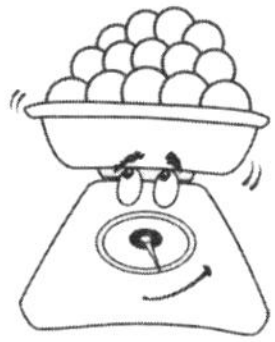

Para **ganhar peso**, aí sim, este é um bom cardápio.

CARDÁPIO 17

Desjejum

- Vitamina:
  1 copo de leite
  1 banana média
  2 colheres de sopa de aveia
  1 colher de sopa de mel
- 1 pãozinho francês
- 1 fatia média de queijo minas

Lanche

- 1 goiaba média

Almoço

- Salada:
  2 folhas de alface americano
  4 colheres de sopa de repolho roxo com
  1 colher de chá de azeite
- 6 colheres de sopa de arroz
- 1 concha média de feijão
- 1 bife de carne ensopada
- 2 colheres de sopa de batata cozida
- 1 fatia fina de pudim de leite

Lanche

- 1 xícara pequena de café com
  1 colher de chá de açúcar
- 4 biscoitos maisena

Jantar

- 1 receita de sopa de ervilhas (receita à p. 177)
- 2 fatias de pão de forma torrado

Ceia

- 3 colheres de sopa rasas de creme de tangerina (receita à p.182)

Dicas do dia

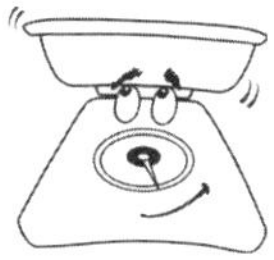

Para **eliminar peso**, reduza o pão do café da manhã pela metade; reduza o arroz e a batata do almoço pela metade; reduza também pela metade os biscoitos do lanche vespertino; coma apenas 1 fatia de pão torrado no jantar; substitua o creme de tangerina por uma taça de gelatina dietética.

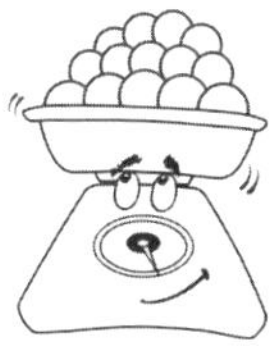

Para **ganhar peso**, aumente uma colher de sopa de aveia e uma de mel no leite batido; aumente o arroz do almoço para 9 colheres de sopa; aumente para 6 os biscoitos do lanche vespertino; coma 3 fatias de pão de forma torrado junto com a sopa do jantar; aumente para 5 colheres de sopa rasas o creme da ceia.

CARDÁPIO 18

Desjejum
- Vitamina:
  1 copo de leite batido com
  2 colheres de sopa de cereal matinal de sua preferência (flocos de milho, granola, etc..)
  1 colher de sopa de mel
- 2 fatias de pão de forma
- 1 colher de chá rasa de margarina

Lanche
- 1 maçã

Almoço
- Salada:
  3 folhas ou 5 colheres de sopa de acelga
  4 rodelas de tomate
- 6 colheres de sopa de arroz
- 1 concha média cheia de strogonoff de frango
- 6 colheres de sopa de vagem cozida
- 1 fatia de melão

Lanche
- 1 copo de suco de laranja
- 2 biscoitos recheados

Jantar

- 6 colheres de sopa de arroz
- meia receita de falsa berinjela à parmegiana (receita à p. 164)

Ceia

- 1 pote de iogurte

Dicas do dia

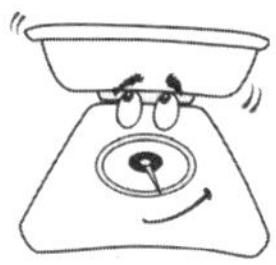

Para **eliminar peso**, use cereal sem açúcar e não coloque mel no leite batido do café da manhã; reduza pela metade o arroz do almoço; retire os biscoitos recheados do lanche vespertino; passe para 4 colheres de sopa a quantidade de arroz do jantar; utilize iogurte dietético na ceia.

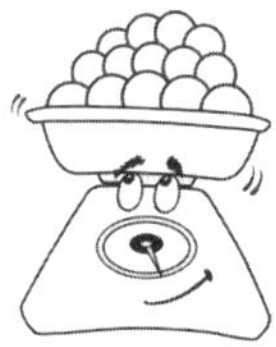

Para **ganhar peso**, coloque 3 colheres de sopa de cereal no leite batido do café da manhã; aumente o arroz do almoço para 9 colheres de sopa cheias; aumente para 4 biscoitos recheados no lanche vespertino; adicione 2 colheres de sopa de geleia no iogurte da ceia.

CARDÁPIO 19

Desjejum
- Vitamina:
  1 copo de leite
  3 colheres de sopa cheias de cereal (de sua preferência)
  5 morangos
- 6 bolachas *cream-cracker* com
  1 colher de sopa rasa de requeijão

Lanche
- 1 copo de suco de abacaxi com
  1 colher de sopa rasa de açúcar

Almoço
- 6 colheres de sopa cheias de arroz
- 1 concha média cheia de feijão
- 1 bife pequeno na chapa
- 4 pencas médias de brócolis cozido
- 1 fatia de melão

Lanche
- 1 xícara pequena de café com
  1 colher de chá de açúcar
- 1 fatia fina de bolo simples

Jantar
- 1 receita de salada colorida (receita à p.172)
- 2 fatias de pão integral

Ceia
- 1 copo de frapê de laranja (receita à p. 186)

Dicas do dia

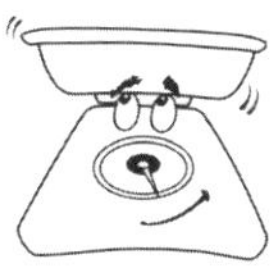

Para **eliminar peso**, utilize cereal sem açúcar no leite batido, reduza para 3 os biscoitos *cream cracker* e utilize requeijão *light* no café da manhã; utilize adoçante artificial no lanche matutino; reduza para 3 colheres de sopa o arroz do almoço e aumente para 6 pencas o brócolis cozido; utilize adoçante artificial no café do lanche vespertino; substitua o frapê da ceia por suco de laranja sem açúcar.

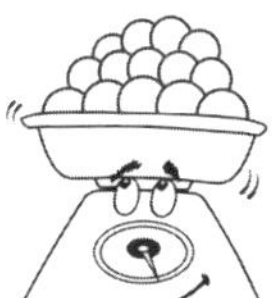

Para **ganhar peso**, faça a vitamina de morango com 1 colher de sopa de leite condensado e 1 de creme de leite; aumente para 9 colheres de sopa o arroz do almoço; pode comer 2 fatias finas de bolo no lanche vespertino; faça o frapê com 1 colher de sopa de suco de limão e aumente para 3 as colheres de sopa do leite condensado.

CARDÁPIO 20

Desjejum

- 1 copo de suco de laranja batido com
  2 colheres de sopa de abacate
  1 colher de sopa rasa de açúcar
- 6 bolachas tipo *cream-cracker* com
  1 colher de sopa rasa de requeijão

Lanche

- 1 barra de cereal

Almoço

- Salada:
  4 colheres de sopa de repolho
  4 colheres de sopa de cenoura ralados
- 6 colheres de sopa de arroz
- 1 filé médio de peixe grelhado
- 3 colheres de sopa rasas de purê de batatas
- 1 fatia de melancia

Lanche

- 1 copo de iogurte

Jantar

- 1 receita de macarrãozinho ao forno (receita à p. 167)

Ceia

- 1 xícara de chá com
  1 colher de sopa rasa de açúcar
- 4 biscoitos maisena

Dicas do dia

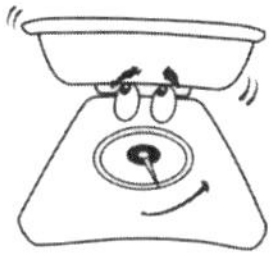

Para **eliminar peso**, substitua o açúcar do café da manhã por adoçante artificial, reduza para 3 as bolachas *cream cracker* e utilize requeijão *light;* reduza para 4 as colheres de sopa do almoço e para apenas 1 colher de sopa o purê de batatas; utilize iogurte dietético no lanche vespertino; utilize adoçante artificial no chá da ceia e coma apenas 1 biscoito maisena.

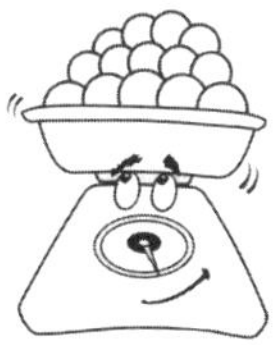

Para **ganhar peso**, retire o açúcar da vitamina do café da manhã e coloque 1 colher de sopa de leite condensado e 1 de creme de leite; aumente para 4 colheres de sopa o purê de batatas do almoço; coloque geleia a gosto nos biscoitos da ceia.

CARDÁPIO 21

Desjejum
- 1 copo de leite com
  1 colher de sopa de achocolatado em pó
- 1 pão francês
- 1 fatia média de queijo minas
- 1 fatia de melancia

Lanche:
- 1 kibe grande
- 1 copo de refrigerante

Almoço
- 6 colheres de sopa de salada de maionese
  de batata, cenoura e chuchu
- 6 colheres de sopa de arroz
- 1 concha média de feijão
- 1 sobrecoxa ou 1/2 peito pequeno de frango ao forno
- 1 laranja

Lanche
- 1 pera

Jantar
- 1 prato de sopa de lentilha com carne moída
  (receita à p. 183)

Ceia

- 1 banana amassada com
  2 colheres de sopa de aveia
  1 colher de sopa mel

Dicas do dia

Mais uma vez, o lanche matutino não é o ideal. No restante do dia, equilibramos melhor o cardápio. Caso possa dispor de legumes apenas cozidos, prefira-os assim; se puder, adicione apenas 1 colher de sopa de maionese, bem rasa.

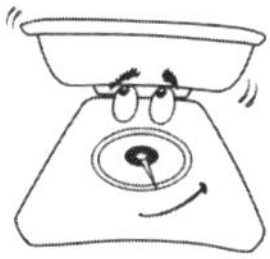

Para **eliminar peso**, utilize leite desnatado e achocolatado dietético no café da manhã; não utilize o lanche matutino aqui proposto, preferindo uma fruta ou 1 copo de suco de frutas; não utilize maionese na salada do almoço e reduza o arroz para 3 colheres de sopa; não adicione mel à fruta da ceia.

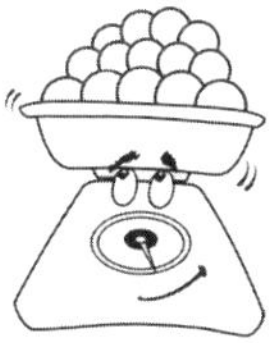

Para **ganhar peso**, este já é um bom cardápio; no máximo, adicione, ao leite com achocolatado do café da manhã, 1 colher de sopa de creme de leite.

CARDÁPIO 22

Desjejum

- 1/2 copo de água batido com
  2 rodelas de abacaxi e 3 rodelas de beterraba
  1 colher de sopa rasa de açúcar
- 1 pão francês
- 1 fatia de presunto de peru

Lanche

- 2 potes pequenos de iogurte tipo *petit suisse*

Almoço

- Salada:
  2 folhas de alface americana
  3 folhas de alface roxa
- 6 colheres de sopa de arroz
- 1 concha média de feijão
- 1 fatia pequena de carne assada
- 2 colheres de sopa rasas de farofa
- 1 laranja

Lanche

- 1 pera

Jantar:

- 1 porção de penne ao molho cremoso (receita à p. 168)

Ceia

- Maçã sofisticada (receita à p. 187)

Dicas do dia

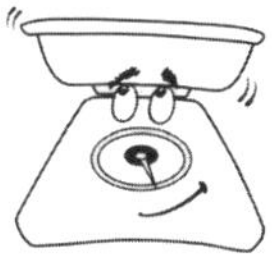

Para **eliminar peso**, utilize adoçante artificial na vitamina do café da manhã e reduza o pão pela metade; substitua o iogurte *petit suisse* do lanche matutino por um iogurte dietético; reduza pela metade o arroz do almoço e retire a farofa; coma penne ao sugo (molho de tomate) no jantar, no lugar do molho cremoso.

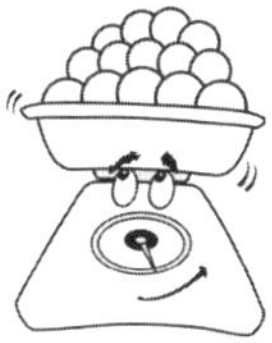

Para **ganhar peso**, adicione 1 bola ou 2 colheres de sopa de sorvete (retire o açúcar) na vitamina do café da manhã; coma 2 potes grandes do iogurte *petit suisse* no lanche matutino; adicione 1 colher de sopa de chocolate derretido na maçã sofisticada da ceia (fica mais saboroso com o chocolate amargo ou meio-amargo).

CARDÁPIO 23 - FINAL DE SEMANA

Desjejum

- Vitamina de maçã e granola
  1 copo de leite
  1 maçã
  1 colher de sopa de granola
  1 colher de sopa rasa de açúcar
- 1 ovo frito
- 1 pão francês
- 1 fatia de queijo (de sua preferência)
- 1 fatia de presunto de peru
- 1 xícara pequena de café
- 1 colher de chá de açúcar

Almoço

- Salada:
  1 prato de sobremesa de rúcula com
  4 rodelas de tomate temperadas com
  1 colher de chá de azeite de oliva
- 6 colheres de sopa de arroz
- 1 concha média de feijão
- 1 sobrecoxa de frango assado
- 2 pencas de couve-flor cozida
- 1 laranja

Lanche

- 1 goiaba

Jantar
- 6 colheres de sopa de arroz
- 1 filé à Chateaubriand
- 1 fatia pequena de pudim de leite

Ceia
- 1 xícara de chá
- 1 colher de sopa rasa de açúcar
- 4 biscoitos maisena

Dicas do dia
Este cardápio foi elaborado para os dias em que se acorda mais tarde, permitindo-se até alguns exageros no desjejum, não havendo, portanto, necessidade de lanche matutino. Planejamos um almoço leve, considerando um jantar em restaurante, com pratos mais sofisticados e calóricos. Se jantar muito tarde, dispense a ceia ou, pelo menos, evite os biscoitos.

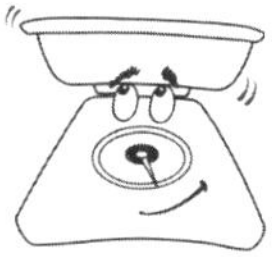

Para **eliminar peso**, use adoçante no café, evite o ovo e opte por um queijo magro; no jantar, escolha peixe ou frango grelhados e, se possível, divida o prato com alguém; abdique da ceia.

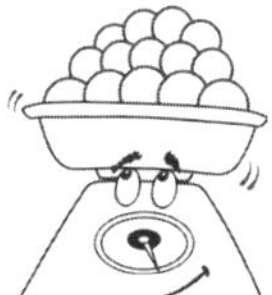

Para **ganhar peso**, este cardápio é uma boa opção. Em qualquer situação, preste atenção no tipo e quantidade de petiscos consumidos antes da refeição principal, bem como na quantidade de bebida alcoólica ingerida. Observe as dicas do capítulo 3.

CARDÁPIO 24

Desjejum
- 1 copo de suco de laranja batido com 3 ameixas secas descaroçadas
- 1 pãozinho francês
- 1 fatia de queijo mussarela
- 1 fatia de presunto de peru

Lanche:
- 1 pote de iogurte

Almoço
- Salada:
  2 folhas de alface
  4 rodelas de tomate
- 6 colheres de sopa de arroz
- 1 concha média de strogonoff
- 12 palitos ou 6 rodelas de batata frita
- 1 fatia de melancia

Lanche
- 1 barra de cereal

Jantar
- 1 prato de sopa de feijão com macarrão (receita à p. 180)
- 3 bolachas *cream-cracker*
- 1/2 manga

Ceia
- 1 copo de leite

Dicas do dia

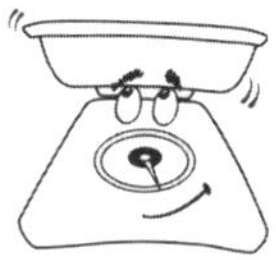

Caso você queira **eliminar peso**, opte por iogurte dietético no lanche matutino (a opção industrializada iogurte com suco, qualquer marca, é ainda menos calórica); retire a batata do almoço; utilize barra de cereal *light* no lanche vespertino; retire as bolachas do jantar; utilize leite desnatado na ceia.

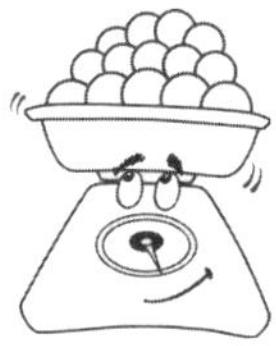

Para **ganhar peso**, adicione leite condensado no suco de laranja batido com ameixa do café da manhã; beba 2 potes de iogurte no lanche matutino ou selecione opções de iogurte mais calóricas (por exemplo, iogurte com mel); liquidifique o leite da ceia com 1 bola de sorvete de chocolate (ou outro sabor de sua preferência) ou liquidifique o leite com 3 biscoitos de chocolate.

CARDÁPIO 25

Desjejum
- 1 copo de leite com café com
  1 colher de sopa rasa de açúcar
- 2 torradas de pão de forma
- 1 colher de sopa rasa de geleia
- 1 fatia de melão

Lanche
- 1 barra de cereal

Almoço
- 6 colheres de sopa de arroz
- 1 posta ou 1 filé de peixe assado
- 4 pencas de couve-flor cozidas
- romeu e julieta: 1 fatia média de goiabada com
  1 fatia média de queijo branco

Lanche
- 1 pote de iogurte

Jantar
- 1 prato de sopa de feijão com legumes (receita à p. 179)
- 1 fatia de pão de forma
- 1 colher de sopa rasa de requeijão

Ceia
- 1 pera

Dicas do dia

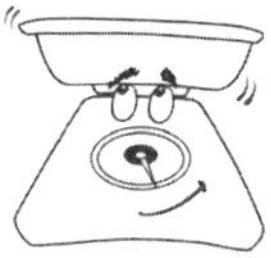

Para **eliminar peso**, substitua o açúcar do café da manhã por adoçante artificial, utilize leite desnatado e geléia dietética nessa refeição; utilize barra de cereal *light* no lanche matutino; evite o doce na sobremesa do almoço; utilize iogurte dietético no lanche vespertino.

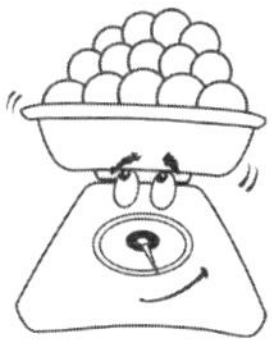

Se quer **ganhar peso**, utilize 3 torradas de pão de forma e 1 colher de sopa cheia de geleia no café da manhã; aumente o arroz do almoço para 8 colheres de sopa cheias e pode comer 2 fatias pequenas de goiabada como sobremesa; na ceia, adicione 1 colher de sopa de chocolate derretido ou 1 bola de sorvete ou 1 colher de sopa de geleia na pera.

CARDÁPIO 26

Desjejum
- 1 copo de leite com
  1 colher de sopa de achocolatado em pó
- 6 bolachas *cream-cracker*
- 1 colher de chá rasa de margarina

Lanche
- 1 *croissant* recheado
- 1 lata de refrigerante

Almoço
- 1 prato de sobremesa de espinafre
- 6 colheres de sopa de arroz
- 1 concha média cheia de feijão
- 1 sobrecoxa assada
- 4 colheres de sopa de abobrinha cozida
- 1 tangerina (mexerica)

Lanche
- 1 maçã

Jantar
- 1 prato de salada italiana (receita à p. 175)
- 2 fatias de pão integral
- 1 fatia de presunto de peru

Ceia

- 1 copo de iogurte

Dicas do dia

A inadequação do lanche matutino foi compensada nas refeições subsequentes.

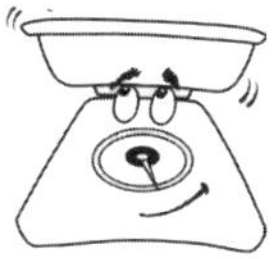

Para **eliminar peso**, utilize leite desnatado e achocolatado em pó dietético no desjejum; evite o lanche matutino deste cardápio, procurando por uma fruta ou um copo de suco de frutas, que são opções mais saudáveis e com menos calorias; reduza para 3 colheres de sopa o arroz do almoço; reduza para uma fatia o pão integral do jantar; utilize iogurte desnatado na ceia.

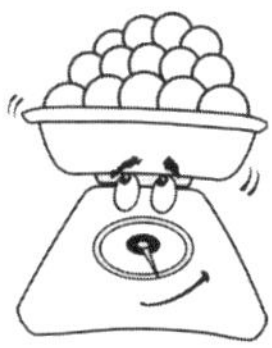

Para **ganhar peso**, aumente para 8 as bolachas *cream cracker* do café da manhã; aumente o pão integral para 3 fatias no jantar; adicione 5 castanhas de caju torradas sem sal ou 10 amendoins torrados sem sal no iogurte da ceia.

CARDÁPIO 27

Desjejum
- Creme de frutas (liquidificado)
  1 fatia pequena de melão
  1 fatia pequena de mamão
  1 colher de sopa de granola
- 1 xícara pequena de café
  1 colher de chá de açúcar
- 2 fatias de pão de forma
- 1 colher de sopa rasa de geleia
- 1 colher de sopa rasa de requeijão

Lanche
- 1 copo de suco de laranja

Almoço
- Salada:
  5 folhas de rúcula
  3 pencas de brócolis cozidos
- 6 colheres de sopa de arroz
- 1 concha média de feijão
- 1 bife pequeno à milanesa
- 12 uvas

Lanche
- 1 barra de cereal

Jantar

- 1 prato de mingau de maisena:
  1 1/2 copo de leite
  2 colheres de sopa rasas de maisena
  1 colher de sopa de açúcar

Ceia

- 1 banana amassada com
  1 colher de sopa de achocolatado em pó

Dicas do dia

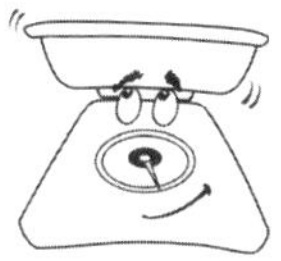

Para **eliminar peso**, substitua o açúcar por adoçante artificial no café da manhã e retire uma fatia de pão e exclua a geleia dessa refeição; se possível, selecione um bife grelhado e não à milanesa no almoço; utilize barra de cereal *light* no lanche vespertino; utilize adoçante dietético no mingau do jantar; coloque uma colher de sopa de geleia dietética na banana da ceia.

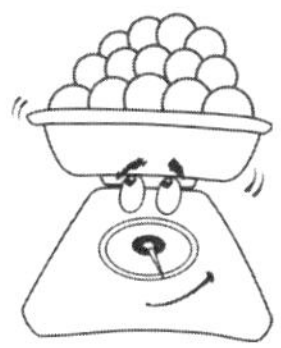

Para **ganhar peso**, adicione uma colher de sopa rasa de mel no creme de frutas do café da manhã; se tolerar, adicione 3 biscoitos recheados (sabor de sua preferência) no lanche matutino; faça o mingau do jantar com 2 colheres de sopa de leite condensado no lugar do açúcar; adicione 2 colheres de sopa de achocolatado em pó na banana da ceia.

CARDÁPIO 28

Desjejum
- Iogurte com farinha láctea e kiwi (liquidificado):
  1 pote de iogurte
  2 colheres de sopa rasas de farinha láctea
  1 kiwi
- 1 xícara pequena de café com
  1 colher de chá de açúcar
- 2 fatias de pão de forma integral
- 1 colher de chá rasa de margarina

Lanche
- 1 copo de suco de laranja

Almoço
- Salada:
  2 folhas de alface
  4 rodelas de tomate
- 6 colheres de sopa de arroz
- 1 concha média de feijão
- 1/2 peito pequeno de frango assado
- 10 unidades de batata frita tipo palito
- 1 fatia de melancia

Lanche
- 1 tablete pequeno de chocolate

Jantar

- Salada:
  2 folhas pequenas de acelga
  4 colheres de sopa de cenoura ralada
  5 uvas
- 10 colheres de sopa de nhoque à bolonhesa (ou preparação individual comprada pronta)
- 1 colher de sopa de queijo parmesão ralado

Ceia

- 1 copo de leite

Dicas do dia

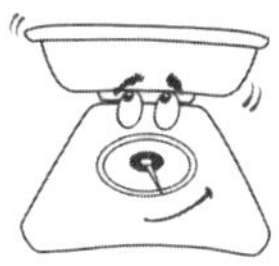

Para **eliminar peso**, no café da manhã utilize iogurte dietético, retire a farinha láctea e reduza o pão de forma integral para uma fatia; retire a batata frita do almoço; substitua o chocolate do lanche vespertino por uma barra de cereal *light*, reduza o nhoque do jantar para 5 colheres de sopa; utilize leite desnatado na ceia.

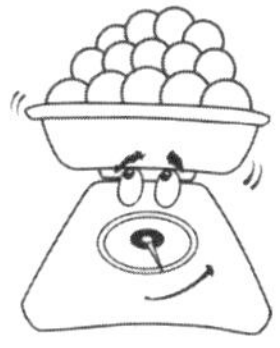

Se você quer **ganhar peso**, mantenha este cardápio e aumente as calorias da ceia, batendo o leite com 2 bolas de sorvete.

CARDÁPIO 29

Desjejum
- 1 pote de iogurte com
  8 colheres de sopa de cereal matinal
- 1 kiwi

Lanche
- 1 xícara pequena de café
- 1 colher de chá de açúcar
- 6 bolachas *cream-cracker*

Almoço
- Salada:
  3 folhas de alface
  5 rodelas de beterraba (ou 5 colheres de sopa)
- 6 colheres de sopa de arroz
- 1 posta média de peixe ensopado
- 5 rodelas de batata à francesa
- 1 fatia de mamão

Lanche
- 1 picolé de fruta

Jantar
- 1 prato de salada especialíssima (receita à p. 173)
- 2 fatias de pão de forma
- 1 fatia de presunto de peru

- 1 copo de suco de maracujá com
  1 colher de sopa rasa de açúcar

Ceia

- 1 copo de leite com canela

Dicas do dia

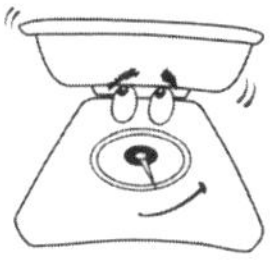

Para **eliminar peso**, no café da manhã utilize iogurte desnatado e reduza o cereal matinal para 3 colheres de sopa, optando por tipo sem açúcar; adoce o café do lanche vespertino com adoçante artificial e reduza para 3 as bolachas *cream cracker*; retire a batata do almoço; adoce o suco de maracujá do jantar com adoçante artificial; utilize leite desnatado na ceia.

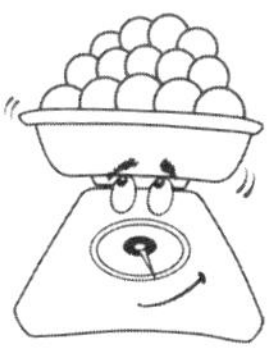

Para **ganhar peso**, adicione 2 fatias de pão de forma com uma colher de sopa rasa de requeijão no café da manhã; aumente para 8 colheres de sopa a quantidade de arroz do almoço; adicione uma colher de sopa de mel no leite da ceia ou faça leite batido com uma fatia grossa de goiabada.

CARDÁPIO 30

Desjejum
- Vitamina de maçã e aveia:
  1 copo de leite
  1 maçã
  2 colheres de sopa de aveia
- 6 bolachas *cream cracker*
- 2 colheres de sopa de geléia

Lanche
- 1 kiwi

Almoço
- 6 colheres de sopa de arroz
- 1 concha média cheia de tutu de feijão
- 1 bisteca pequena acebolada
- 4 colheres de sopa de couve refogada
- 1 tangerina (mexerica)

Lanche:
- 1 picolé de fruta

Jantar
- 2 fatias de pão de forma integral com
  1 fatia de ricota
  1 colher de sopa de atum
- Suco de acerola adoçado com
  1 colher de sopa rasa de açúcar

Ceia
- 5 morangos

Dicas do dia
Há locais em que há dias de oferta de cardápios específicos, como a feijoada, a massa, a linguiça, já citados, bem como a bisteca. Incluímos aqui o tutu de feijão para respeitar esta possibilidade, mas equilibramos o cardápio nas refeições subsequentes.

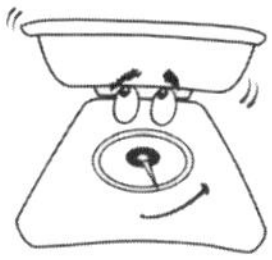

Para **eliminar peso**, coma apenas 3 bolachas *cream cracker* no café da manhã, com geleia dietética; reduza o arroz do almoço para 3 colheres de sopa cheias; substitua o picolé de frutas do lanche vespertino por um copo de mate batido com limão; adoce o mate e o suco de acerola do jantar com adoçante artificial

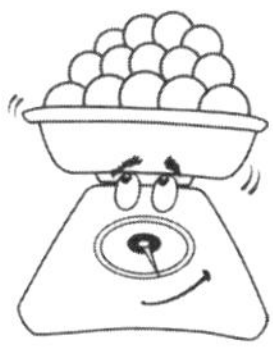

Para **ganhar peso**, adicione uma colher de sopa de mel na vitamina de maçã e aveia do café da manhã; aumente para 3 as fatias de pão do jantar; aumente para 10 os morangos da ceia e adicione 2 colheres de sopa de *chantillly* (ou uma colher de sopa de chocolate derretido).

CARDÁPIO 31

Desjejum
- 1 copo de leite com café com
  1 colher de chá cheia de açúcar
- 1 pãozinho francês (carioquinha)
- 1 colher de chá rasa de margarina
- 1 fatia média de melão

Lanche
- 1 maçã

Almoço
- Salada:
  4 rodelas de tomate
  4 colheres de sopa de ervilha
  3 colheres de sopa de palmito picado, temperado com 2 colheres de chá de azeite de oliva
- 6 colheres de sopa de arroz
- 1 posta média de peixe ensopado
- 2 rodelas médias de abacaxi

Lanche
- 1 picolé de frutas

Jantar
- 1 copo de suco de laranja
- 1 pãozinho francês (carioquinha)

- 3 colheres de sopa de carne moída
- 2 folhas de alface, inteiras ou picadas
- 1 colher de sopa rasa de requeijão

Ceia

- 1 copo de iogurte

Dicas do dia

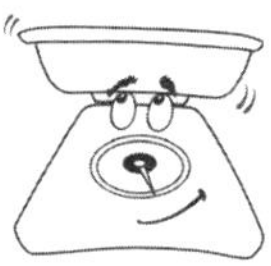

Para **eliminar peso**, utilize adoçante artificial; reduza o pão do café da manhã pela metade; reduza o arroz do almoço para 4 colheres de sopa; utilize picolé de frutas dietético e, se não conseguir, desista do doce e opte por uma fruta; utilize requeijão *light* no jantar.

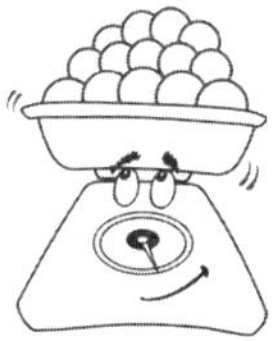

Para **ganhar peso**, aumente o arroz do almoço para 8 colheres de sopa cheias; substitua o pãozinho francês do café da manhã e do jantar por 3 fatias de pão de forma em cada uma destas refeições; acrescente uma colher de sopa de doce de leite ou similar como sobremesa no jantar; acrescente uma colher de sopa rasa de leite condensado no iogurte.

capítulo 3
100 dicas preciosas

Muito bem, agora que você já fez suas compras e passou a se alimentar de maneira equilibrada, deve estar mais tranquilo para desfrutar destas dicas especialmente elaboradas para que você possa atingir e/ou manter o peso ideal com saúde e qualidade de vida. Vamos a elas:

Se seu índice de massa corpórea aponta para a obesidade, você deve consultar profissionais de saúde (médico e nutricionista). **Caso esteja apenas um pouco acima do peso ideal e queira eliminar peso** - algo em torno de 2 a 3kg - as dicas a seguir podem ajudar.

para eliminar peso

1. **Substitua leite integral** por leite desnatado ou semi-desnatado.

2. **Troque queijos amarelos e gordurosos** por queijos bancos e com baixo teor de gordura.

3. **Substitua iogurte comum** por iogurte dietético (*diet* ou *light*).

4. **Escolha margarina *light*.**

5. **Substitua açúcar** por adoçante artificial.

6. **Elimine doces**.

7. **Escolha alimentos ou lanches pobres em gordura**, evitando preparações à milanesa ou com molhos cremosos, como bife à milanesa, *strogonoff*, hambúrguer, coxinha, pastel.

8. **Se você perceber que alguma preparação está encharcada de gordura**, coloque-a sobre uma toalha de papel para que esta absorva o excesso de gordura.

9. **Retire a gordura visível de carnes**, couros e peles de aves e peixes.

10. **Troque refrigerante comum** por refrigerante dietético (*diet*).

11. **Reduza quantidades** de pães, arroz e macarrão.

12. **Substitua barra de cereal comum** por *light*.

13. **Escolha achocolatado dietético** para colocar no leite.

14. **Selecione cereais matinais** que não contenham adição de açúcar.

15. **Substitua biscoito doce** por biscoito salgado.

16. **Substitua maionese ou creme de leite por iogurte natural** - integral ou desnatado, dependendo de quantas calorias queira reduzir - de consistência firme, se for adepto de molhos cremosos.

17. **Utilize pão integral** em vez de pão comum, pois este lhe dará mais saciedade, reduzindo seu apetite.

18. **Se seu pão ou biscoito já tem recheio**, como, por exemplo, queijo ou presunto, não utilize margarina apenas pelo hábito de passá-la no pão, elimine-a.

19. **Prefira frutas aquosas** como melão, melancia, abacaxi, que possuem menos calorias, e por serem mais volumosas, controlam o apetite.

20. **Substitua salgados fritos** por salgados de forno.

21. **Troque *cheeseburguer* com batata frita** por um misto quente.

22. **Prefira presunto, salsichas e linguiças de peru ou de frango** ao invés dos de porco ou boi.

23. **Cuidado com shakes substitutos de refeição e chás "milagrosos"**, pois nem sempre são produtos fiscalizados e você pode estar adquirindo um alimento que pode prejudicar o funcionamento de seu organismo. Utilize apenas produtos que tenham recebido o aval de seu médico e/ou nutricionista.

Se você quer ganhar peso - especialmente se seu IMC (veja p. 146) estiver muito baixo - deve consultar profissionais de saúde (médico e nutricionista). Caso você queira ganhar apenas algo em torno de 2 a 3 quilos, as dicas seguintes podem ajudar.

para ganhar peso

24. **Aumente a quantidade das preparações** de um modo geral, mas sem exagero, para não dilatar o estômago.

25. **Adicione leite condensado** ou sorvetes em sucos e vitaminas.

26. **Acrescente geleias, mel de abelha, mel, Karo®, ou chocolate derretido** (tipo brigadeiro) sobre bolos ou frutas.

27. **Acrescente leite em pó** em preparações como sucos e vitaminas.

28. **Adicione requeijão** ou outros queijos em sopas.

para uma alimentação saudável

Independentemente de você precisar perder peso ou não, lembre-se sempre de uma recomendação geral para se proteger contra as doenças crônicas, inclusive contra o câncer: a partir de 18 anos de idade até o final da vida não devemos ganhar mais do que 5kg.

29. **Adicione castanhas e frutas secas** (passas) em saladas, sorvetes e iogurtes.

30. **Sempre que possível, controle a gordura da sua alimentação**, reduzindo a quantidade de salgados, salgadinhos, chocolates, bem como reduzindo a frequência de consumo de frituras e lanches tipo *fast food* (como *cheesebúrguer*, por exemplo) - especialmente se você é adolescente. Não substitua leites e iogurtes integrais por desnatados, pois você terá um prejuízo na oferta de cálcio e das vitaminas A, D e E, elementos importantes para essa faixa etária. Caso precise fazer uso de produtos desnatados, escolha opções enriquecidas com esses elementos, já disponíveis no comércio.

31. Está na moda falar em nutrição funcional. O que é nutrição funcional? É aquela que, além de nutrir, também ajuda a prevenir doenças e ajuda o organismo a funcionar melhor. Isto ocorre principalmente devido a compostos que não são nutrientes, mas que estão presentes em alguns alimentos, principalmente de origem vegetal - os chamados fitoquímicos. Os mais conhecidos são os polifenóis, presentes em frutas, verduras e legumes. Mas, olho vivo, pois muito do que se fala sobre nutrição funcional é puro charlatanismo. Muito papel milagroso atribuído a alguns alimentos ainda não foi comprovado. Tenha uma dieta balanceada, seguindo a pirâmide alimentar, pois assim você estará incluindo fitoquímicos no seu dia-a-dia. Converse sobre o assunto com seu médico e/ou nutricionista para saber que alimentos são realmente considerados funcionais para sua saúde, especificamente.

32. É fã de alho? Vive saboreando o produto *in natura* ou em cápsulas sempre que está desenvolvendo uma gripe, ou mesmo quando se sente enfraquecida, com a intenção de "ficar mais forte"? Atenção: embora suas propriedades funcionais sejam comprovadas, o alho atua "afinando" o sangue. Isto é bom para o coração, mas também aumenta seu risco de hemorragias, principalmente se você for fazer algum tipo de cirurgia. Para as mulheres pode, inclusive, aumentar o fluxo menstrual. Portanto, observe como o alho atua no seu organismo e, se for se submeter a uma cirurgia, mesmo que seja dentária, fale com o profissional que o atende para ver se pode continuar utilizando. Claro que não estamos falando do tempero habitual, que se usa em pequenas porções em nossa comida diária, mas daqueles excessos cometidos pelos "loucos por alho".

33. **A aveia é um alimento útil para ser incluído em seu cardápio diário.** Ela ajuda seu intestino a funcionar adequadamente e contribui para manter o colesterol no sangue nos níveis desejáveis. É um bom exemplo de alimento funcional. Você pode utilizá-la em mingaus, iogurtes, frutas amassadas, sucos, vitaminas e sopas.

34. **Se você é adepto do uso constante de chicletes e balas** quando está assistindo aula, trabalhando, ou mesmo se divertindo, cuidado!!! Nem todas essas guloseimas são saudáveis, pois muitas possuem aditivos em excesso. Além disso, o açúcar presente nas mesmas aumenta seu risco para o desenvolvimento de cáries. Manter a presença de alimentos em sua boca o tempo todo também faz com que a produção de enzimas digestivas fique constante, podendo ocasionar sensação de dor de estômago. Portanto, evite os excessos e procure utilizar opções sem açúcar. Uma sugestão é você não ultrapassar duas unidades diárias, uma no turno da manhã, outra no turno da tarde.

35. **O ideal é sempre fazer 5 a 6 refeições + lanches por dia**, o que evita um período muito longo de jejum, contribuindo para não haver exagero nas refeições.

36. **Escolha sempre opções à base de iogurtes, sucos de frutas naturais, frutas, queijos, barras de cereal,**

entre outros para os lanches entre refeições, evitando o excesso de calorias. Caso você tenha o peso adequado, pode escolher as opções normais; se tiver problemas com a balança, escolha opções desnatadas, *light* ou *diet*, dependendo dos tipos existentes. Se você escolher algum produto industrializado que contenha o valor da caloria da porção em seu rótulo, procure manter a faixa de 100 a 200 calorias por lanche. Se estiver com excesso de peso, fique na faixa de 30 a 100 calorias.

37. Já ouviu falar de leite fermentado? São aquelas caixinhas, frasquinhos ou potinhos disponíveis nos supermercados, em geral junto com queijos e iogurtes, que possuem microorganismos vivos. Em geral, trazem nos rótulos a inscrição "bifidobactérias" ou "lactobacilos", por exemplo. É uma opção saudável para ser incluída em seu dia-a-dia, pois ele regulariza a função de nosso intestino, tanto evitando prisão de ventre, como diarreia. Não precisa exagerar, basta uma porção ao dia. Fique atento à data de validade.

38. Evite seguir sugestões americanas de cardápios. Se você seguir as dicas básicas de uma alimentação saudável, não há problemas. No entanto, preste atenção, pois alguns alimentos de uso rotineiro entre os americanos são diferentes no Brasil. Um exemplo são as frutas enlatadas, muito consumidas nos Estados Unidos, mas que, no Brasil, quando disponíveis, estão sob a forma de compotas, ou seja, deixam de integrar o grupo das frutas e passam a integrar o grupo de açúcares e doces.

39. **Verduras folhosas como alface, acelga, repolho são muito baixas em calorias**, além de ricas em vitaminas e fibras, podendo ser consumidas livremente. É claro que ao montar um cardápio costumamos falar em uma ou duas folhas ou então em um pires de sobremesa, mas, na verdade, o objetivo desse fracionamento é nos educar para não sermos gulosos. Por outro lado, se quiser exagerar um pouquinho nessas verduras, não há problema.

40. **As fibras ganham cada vez mais destaque na nossa saúde**, principalmente no que diz respeito ao funcionamento do intestino. Além disso, ajudam a controlar o apetite. Alimentos integrais são mais ricos em fibras. Uma boa dica é procurar ingerir metade dos cereais (arroz, macarrão, pão, biscoitos) que você consome diariamente integrais.

41. **Caso algum dia, por excesso de trabalho ou estudo, você sinta que não vai comer tudo aquilo que costuma comer e de que necessita**, procure, pelo menos, não deixar de comer as quantidades adequadas de laticínios, legumes, verduras e frutas.

42. **A água é um alimento importantíssimo para manter o equilíbrio de funcionamento de nosso organismo**, embora nem sempre prestemos atenção. Necessitamos de, pelo menos, 2 litros de líquidos ao dia, considerando água, sucos, leite e caldos. Lembre-se de prestar atenção nas quantidades diárias para atingir em torno de 10 copos médios. Isso é particularmente importante se você trabalha em

ambientes climatizados, pois a sensação de sede é menor e você acaba se esquecendo de repor os líquidos.

43. **Se você tem mais de 60 anos preste atenção redobrada no seu consumo de líquidos** pois, com o avanço da idade, nossa sensação de sede diminui.

44. **Algumas misturas alimentares são realmente inteligentes. Uma feijoada completa, por exemplo,** inclui couve-manteiga refogada e laranja. Mas, seus pertences defumados e ricos em gordura podem facilitar a formação de radicais livres que aceleram o envelhecimento de nosso organismo, sendo também ricos em componentes que levam à formação de câncer. A couve e a laranja possuem antioxidantes, que impedem a formação dos radicais livres e aumentam nossa imunidade; além disso, são ricas em compostos com propriedades anticancerígenas. Portanto, evite comer feijoada com frequência; e, quando comê-la, lembre-se de consumir também a couve e a laranja.

45. **Sempre que você comer feijoada ou alguma outra preparação muito gordurosa**, faça a refeição seguinte bem mais leve, preferencialmente uma sopa pobre em gordura e sem cereais ou uma salada com queijo magro.

46. **O arroz com feijão é uma mistura tipicamente brasileira e bem balanceada,** pois fornecem proteína de boa qualidade, caso seja consumida na proporção de duas partes de arroz para uma de feijão.

47. **Se você não gosta de verduras e legumes**, uma boa opção é misturá-los a frutas, como, por exemplo,

fazer vitamina de abacaxi com beterraba, laranja com cenoura, folhas verdes com qualquer fruta e outras combinações que a sua imaginação possa criar.

48. Evite consumir excesso de óleo em sua alimentação. Se apenas você come na sua casa, uma lata de óleo deve durar um mês se você fizer as duas grandes refeições em casa (almoço e jantar) e 60 dias caso faça apenas uma refeição. Isso quer dizer que não devemos passar de 30ml de óleo por dia.

49. As gorduras *trans* são tão maléficas para o nosso coração quanto as gorduras de origem animal. Biscoitos recheados, por exemplo, possuem gorduras *trans* e por isso não devem ser consumidos com frequência nem em grande quantidade. A legislação brasileira vem obrigando os fabricantes a informarem o conteúdo de gordura *trans* nos rótulos de seus produtos. Portanto, sempre que possível, escolha produtos com mínima quantidade ou sem gordura *trans*.

50. Escolha uma marca de margarina sem gorduras *trans*. No iníco de sua fabricação, elas estavam sempre presentes na margarina. Ficava-se, portanto, sem opção: manteiga era considerada ruim e margarina também. Hoje, a maioria dos fabricantes produz margarinas isentas de gorduras *trans*; fique atento ao escolher.

51. O consumo de azeite de oliva - como um protetor cardiovascular - vem sendo cada vez mais incentivado. Recomenda-se o uso de duas colheres de sopa por dia. Mas, muitas pessoas têm dúvida: qual o melhor azeite de oliva? Na verdade, caso se pense na proposta de proteção cardiovascular, tanto o azeite de oliva extravirgem, como o virgem e o refinado podem ser utilizados. Os extravirgem e virgem têm um sabor considerado mais agradável para alguns apreciadores. A obtenção desses azeites é feita pela prensagem mecânica da azeitona, sem utilização de processos químicos. Assim, se você pensar num alimento mais nutritivo, independentemente do efeito na saúde do coração, o azeite, principalmente o extravirgem, possui mais vitaminas e compostos chamados fenólicos, que também são considerados antioxidantes.

52. Se você mora sozinho, seu orçamento financeiro deve ser planejado para que você adquira um microondas e um *freezer*. O *freezer* vai permitir que várias preparações sejam feitas com antecedência por você mesmo ou alguém contratado, para que você possa usar posteriormente. O microondas vai permitir que você, mesmo chegando em casa cansado do trabalho ou estudo, tenha rapidamente uma refeição quentinha pronta para o consumo. Aproveite e compre também recipientes que possam ir diretamente do *freezer* para o microondas e vice-versa.

53. Se você usa congelados com frequência, para descongelar, coloque a preparação com antecedência na geladeira ou utilize o microondas. Deixar um congelado descongelar naturalmente, à temperatura ambiente, aumenta o risco de contaminação do alimento, principalmente em dias quentes.

54. Todos os alimentos têm seu valor nutritivo preservado, bem como têm garantida sua segurança contra micróbios, caso manipulados com a técnica adequada de preparo e congelamento. Assim, se você mesmo quer preparar e congelar sua alimentação aprenda a técnica (há vários livros e revistas sobre esse assunto); se você vai contratar alguém, assegure-se que essa pessoa tenha o domínio da técnica. Acima de tudo lembre-se: uma vez descongelado, não se recongela o alimento, pois pode ocorrer comprometimento tanto do valor nutritivo, como aumento do risco de contaminação.

55. Para reduzir as perdas de vitaminas durante o preparo de verduras e legumes, principalmente as perdas de vitaminas do complexo B e de vitamina C, algumas estratégias são recomendadas: sempre que possível, evite o cozimento e consuma alimentos crus; se preferir cozinhar, utilize pouca água e conserve a panela tampada; cozinhando ou não, pique, corte ou fatie o mínimo possível; procure consumir o alimento, tanto cru quanto cozido, com casca; e sempre consuma o alimento logo após seu preparo.

56. Planeje suas compras e a utilização dos alimentos comprados. Racionalize o uso de algumas preparações já prontas: se você preparou um patê para o seu jantar, aproveite as sobras para o café da manhã do dia seguinte.

57. Atenção para as frutas, verduras e legumes que estragam rapidamente. As frutas com grande quantidade de água, como abacaxi e melancia, além de outras, como mamão e melão, se deterioram rapidamente. As verduras folhosas como alface e couve-manteiga, também estragam mais depressa. Quando comprar esses alimentos, programe-se para consumi-los mais rapidamente. Caso pretenda viajar ou perceba que não vai poder consumi-los, devido a reuniões externas de trabalho ou algum curso extra, não adquira esse tipo de alimento e escolha opções menos perecíveis, como maçã, pera, banana (desde que não esteja muito madura), chuchu, cenoura, batata.

58. Todo produto industrializado tem o prazo de validade na embalagem. Às vezes, pode estar meio escondido, procure bem. Respeite esses prazos. Se o produto está em oferta porque está prestes a vencer, avalie se terá condições de consumi-lo no período esperado antes de comprá-lo. Não pense que "deve existir uma margem de segurança além do prazo escrito na embalagem", pois isso não é verdade.

59. Adquira o hábito de ler rótulos e sempre escolha marcas e tipos com o mínimo de aditivos.

60. Ao adquirir uma caixa de suco, tipo *tetra pack* ou uma lata de suco, escolha sempre um tipo que tenha o mínimo de conservantes e a máxima reposição de vitaminas e minerais, habitualmente perdidos no processamento. Acima de tudo, lembre-se de que as opções naturais são sempre as ideais e você deve reservar a escolha do suco industrializado quando não puder optar pelo suco natural.

61. Evite comprar um produto calculando erradamente sua composição. Comece observando sempre a porção especificada na embalagem que fornece a quantidade de nutrientes informada. Se você quer comparar a composição de dois tipos de alimentos ou de dois ou mais fabricantes fique atento: às vezes a composição é por 100g de alimento, outras vezes é por porção e pode ser, por exemplo, que o biscoito de um fabricante seja avaliado em relação a uma porção de 30g, enquanto o mesmo biscoito de outro fabricante está sendo avaliado em relação a uma porção de 40g.

62. Carne de hambúrguer é bem apreciada e prática para se fazer à noite. Infelizmente, algumas marcas, mesmo de frango ou peru, são muito gordurosas. Uma dica para contornar esse fato é não colocar gordura na frigideira e fritar gotejando pequenas quantidades de água, deixando que a carne libere sua própria gordura. Experimente, pois você não vai ver diferença na aparência e no sabor; ao mesmo tempo, terá uma preparação mais saudável. Uma outra dica é você mesmo selecionar carne moída magra, preparar o hambúrguer em casa e congelá-lo individualmente em papel vegetal ou filme plástico.

63. Racionalize o uso da sua geladeira, acondicionando os alimentos em sacos ou filmes plásticos fechados ou em vasilhas plásticas tampadas. Isso protegerá os alimentos, evitando que se estraguem e conservando o seu valor nutritivo, bem como evitará a liberação de odores desagradáveis na geladeira. Lembre-se: um produto que deve ser refrigerado e que tenha sido exposto a uma temperatura ambiente por muito tempo, provavelmente não poderá ser refrigerado novamente, pois é possível que tenha se estragado.

64. **Se você é um apreciador de mingaus**, lembre-se que algumas farinhas deixam o produto muito espesso, como é o caso da maisena, que na concentração de 10% já deixa o mingau como um pudim em ponto de corte; já quando se utiliza a aveia, é requerida maior quantidade para deixar o produto mais consistente. Se você não dispõe de uma receita, vá testando. Uma boa regra geral é começar utilizando em torno de 10% com qualquer farinha e depois avaliar os resultados. Outra dica: à medida que esfriam, os mingaus vão ficando mais consistentes.

65. **Os cereais matinais são fontes de calorias, vitaminas e minerais,** sendo, portanto, alimentos de alto valor nutritivo. Embora alguns considerem que, devido ao nome "cereal matinal" os mesmos só devem ser consumidos pela manhã, não existe nenhuma evidência científica que apoie este pensamento. Portanto, a qualquer hora do dia, respeitando uma dieta saudável, você pode consumi-los.

66. **Se você é um apreciador de banana frita com açúcar, queijo mussarela e canela**, experimente banana cozida em microondas com adoçante, requeijão *light* e canela. É gostoso e bem menos calórico!

67. **Se você não aprecia vegetais, saiba que seu sabor pode ser melhorado com o uso de ervas aromáticas**: orégano, sálvia, canela, hortelã, noz-moscada,

manjericão e outras. Vá ao supermercado, escolha, experimente e aprecie as mais inusitadas combinações.

68. Não se deixe enganar: saiba a diferença entre produtos *light* e *diet*. Um produto é *diet* quando um componente existente no alimento original está ausente nessa versão. O *light* é aquele em que algum componente está reduzido em, pelo menos, 25% em relação ao original. Portanto, ser *diet* ou *light* não significa, necessariamente, não ter açúcar ou ter menos açúcar. O item ausente ou reduzido pode ser sal, gordura, glúten dos cereais ou mesmo o próprio açúcar. Em geral, quando algum componente é reduzido ou retirado, ocorre uma redução de calorias, pois a maioria dos itens suprimidos forneceria calorias; não é o caso do sal: sua ausência não levará a uma redução calórica, mas o produto será *diet* para uma pessoa hipertensa. A melhor forma de não errar na escolha do produto é olhar seu rótulo e conferir qual o elemento ausente ou reduzido; veja então se lhe interessa ou não adquirir tal produto.

69. Se você é um frequentador de *self-service* aprenda a não exagerar: habitualmente, esse tipo de restaurante disponibiliza vários tipos e/ou preparações de carnes, bem como massas variadas; escolha apenas uma preparação de massa e uma preparação de carne; finja que está em casa e evite escolher "de tudo um pouco" apenas pelo fato de estarem ali disponíveis; quanto às verduras, fique à vontade e varie bastante.

70. "Comer sem se fartar" é um procedimento aparentemente óbvio, mas frequentemente esquecido;

consiste em comer o suficiente para satisfazer o apetite, sentindo que, se quisesse, ainda conseguiria comer um pouco mais. Se você resistir à tentação desse "comer mais", estará adotando uma conduta importante para manter o seu peso estável.

71. **Se você é um apreciador de ovo de galinha**, saiba que uma gema tem cerca de 200mg de colesterol, ou seja, quase a nossa cota máxima permitida por dia, que é de 300mg. Já a clara de ovo não possui colesterol. Para evitar que o seu consumo médio semanal de colesterol fique muito alto, evite ultrapassar três ovos inteiros por semana; se quiser mais do que isso, contente-se com a clara e evite comer a gema.

72. ***Sushi* e *sashimi* encabeçam a lista dos produtos que entraram "na moda", passando a ser consumidos em maior frequência** por grande parte da população. Cuidado! Não se esqueça de que o peixe, no *sashimi*, e muitas vezes também no *sushi* é consumido cru, portanto, tanto sua qualidade quanto a higiene de quem o está preparando são importantes. Olho vivo no local escolhido. Seja exigente, observe atentamente as condições do local, a aparência do prato, a consistência do peixe e seu odor. Na dúvida, não coma.

73. **Gosta de frequentar restaurantes à *la carte*? Pois saiba que é comum estes restaurantes oferecerem a porção de carne branca ou vermelha entre 200 a 250g.** Esses pratos são usualmente preparados com uma maior quantidade de temperos e gorduras. Assim, você corre o risco de comer muitas calorias, gorduras e

colesterol. Uma boa dica é dividir o seu prato com seu acompanhante; se não for possível, opte por preparações grelhadas à base de carne branca.

74. **Quem tem uma vida social muito intensa, com frequentes convites para festas, precisa evitar excessos** a fim de não ganhar peso; seguem algumas estratégias para seu controle. Se você é muito guloso e tende a exagerar quando vê grande variação de pratos e petiscos disponíveis, uma dica é tomar uma xícara de sopa com verduras bem temperada antes de ir para a festa.

75. **Se, mesmo assim, você perceber que quer comer muito, aprenda a contar o que está ingerindo**. Tente ficar na quantidade máxima que os bufês geralmente calculam por pessoa em festa: se for um evento com jantar, 10 salgados; na hora do jantar, escolha 1 opção de massa e 1 opção de carne, qualquer que seja o tipo; na hora da sobremesa escolha 5 docinhos ou 1 porção da sobremesa disponível; mesmo havendo mais de uma opção, selecione apenas uma. Caso frequente festas raramente e não tenha problemas com a balança, dê-se ao luxo de desfrutar de todas as delícias.

76. **Outra dica que pode ajudar a evitar excesso de consumo em festas eventuais**, é ingerir fibra solúvel (1 colher de sopa rasa ou 1 sachê) em 1 copo médio com água antes de sair de casa. A fibra solúvel atua como uma esponja, absorvendo água e expandindo-se no estômago, controlando a vontade de comer. Como resultado, você não vai exagerar. Dois exemplos de fibras solúveis disponíveis no comércio são: Benefiber® e Fiber Mais®.

77. Se você aprecia bebidas alcoólicas, tome cuidado para não se embriagar - especialmente nas festas! Em casamentos, aniversários, bodas, formaturas, adquira o hábito de contar quantas doses, copos ou taças está tomando e respeite os limites do seu organismo. Cuidado com os atendimentos à *la carte*, onde permanentemente seu copo é mantido cheio, pois isso faz com que você perca a noção da quantidade ingerida. E fique esperto: se beber, não dirija!

78. Para os que curtem festas prolongadas, como o Carnaval, *raves* e outras baladas de longa duração em que as pessoas normalmente dançam madrugada afora, bebem, comem guloseimas em excesso e ficam com os horários de refeição mais irregulares, algumas dicas podem ajudar a evitar o cansaço excessivo ou a exposição da pessoa às viroses. Se você pertence a esse time, evite comer em lugares de higiene duvidosa; caso não seja possível, escolha pratos simples, bem cozidos.

79. No caso de consumo exagerado de bebidas alcoólicas, o ideal é alternar um copo dessa bebida com um de água; caso não consiga, hidrate-se bastante, antes e depois; procure não ficar mais de 3 a 4 horas sem se alimentar e prefira frutas, sucos e água de coco, evitando o consumo de comidas gordurosas.

80. Muitas pessoas que fazem *check up* anualmente, descobrem que possuem o chamado "fígado gorduroso" ou esteatose. Em geral, esta é discreta, mas preocupa. Lembre-se que a esteatose tanto é ligada ao excesso de peso quanto ao excesso de consumo de comidas gordurosas e bebidas alcoólicas. Se você, frequentemente, toma "vários copos a mais" de bebidas alcoólicas ou exagera nas gorduras, fale com seu médico e faça *check up* a cada 3 ou 6 meses. Discuta com ele a possibilidade de fazer exames de sangue para ver o funcionamento de seu fígado. Se necessário, reduza o peso, utilize alimentos pobres em gordura e passe um tempo sem consumir bebidas alcoólicas.

81. Se você viaja muito a trabalho ou lazer e se hospeda em hotéis que lhe oferecem um farto café da manhã, cuidado! Temos a tendência de provar de tudo e nem sempre pouco. É comum esses hotéis disponibilizarem salsichas, linguiças, pães recheados, vários tipos de bolos e doces. Você pode até exagerar um pouco, mas lembre-se: o saudável é comer uma a duas porções dos carboidratos (pães, bolos, doces), uma a duas porções de alimentos protéicos (leite, queijo, carne, presunto, salsicha, ovo) complementando com os alimentos ricos em vitaminas e minerais que habitualmente, no café da manhã, são as frutas e sucos de frutas. No capítulo 5 você encontrará informações mais detalhadas quanto as porções dos alimentos. Se você quer comer de tudo, reduza as quantidades para não ultrapassar essas porções. Isso evitará um ganho de peso indesejável. É, claro, se você enfrenta essa situação raramente, não há problema algum em desfrutar dessas delícias...

82. Vai viajar ou está viajando? Cuidado para não ter a surpresa desagradável de uma diarreia! Se você pretende viajar no dia seguinte ou está no meio de uma viagem, preste sempre atenção na higiene dos locais que escolhe para se alimentar. Observe a higiene da pessoa que manipula os alimentos e da pessoa que lhe serve. Evite preparações cruas ou mal cozidas se você não tem segurança quanto a esses alimentos. Cuidado com a água: prefira o tipo mineral que tem maior segurança bacteriológica. Não esqueça do gelo: se você não confia no local, não adicione gelo nas bebidas.

83. Nada mais desagradável do que sentir-se cheio de gases, estufado feito um balão. Se você se sente assim frequentemente, conheça os alimentos formadores de gases em nosso organismo. São eles: repolho, pimentão, pepino, nabo, rabanete, couve, couve-flor, brócolis, cebola, alho, batata doce, feijão, melão, melancia, ovos. Evite consumi-los em excesso.

84. Algumas frutas, verduras e legumes, principalmente os de cor laranja e verde-escura, são ricos em nutrientes que fortalecem nosso sistema imunológico, ou seja, nossas defesas contra as doenças. Tais alimentos podem nos auxiliar a evitar a formação de excesso de radicais livres porque funcionam como antioxidantes. Os nutrientes que possuem essa função são principalmente os carotenoides, vitamina C e vitamina E. Além disso, alguns desses alimentos também possuem vitaminas do complexo B, principalmente ácido fólico, que possuem várias ações importantes para o funcionamento adequado do organismo. Hoje em dia, para uma dieta saudável, recomenda-se que esses alimentos sejam consumidos pelo menos na quantidade de 3 porções por semana (os verde-escuros: brócolis, espinafre, rúcula, escarola, agrião, couve manteiga) e 2 porções por semana (os de cor laranja: tangerina, abóbora, jerimum, laranja, cenoura, mamão).

85. **O tomate está na moda**. Sabe por quê? Ele é rico em licopeno, um caroteno com ações possivelmente ligadas à prevenção de câncer, principalmente de próstata, pulmão, estômago, pâncreas, esôfago, mama, cólon e colo uterino, além de ser antioxidante. Uma vantagem é que os derivados do tomate também são ricos nessa substância, como o molho de tomate e o *catchup*. Mais interessante ainda é que as frutas vermelhas (morango, acerola, melancia, goiaba entre outras) também são ricas em licopeno. Uma boa dica é seguir a recomendação de alguns estudiosos, que indicam o consumo de 5 porções desses alimentos por semana.

Para manter o peso estável e a boa forma física não basta se alimentar adequadamente, a prática regular de atividade física é fundamental. Mas, se você pratica exercícios e/ou esportes regularmente, cuidado para não seguir orientações destinadas a atletas, bem mais específicas, uma vez que as necessidades deles são maiores devido à maior intensidade e duração do treinamento. Como cuidado básico, quando for praticar atividade física, apresentamos algumas orientações importantes.

praticando esportes

86. **Se costuma praticar pela manhã, evite o jejum,** comendo pelo menos uma fruta ou tomando um copo

de suco de frutas ou utilizando uma xícara de chá de cereal matinal com leite, dependendo das outras refeições que fará no dia.

87. **Se você faz atividade física à tarde**, mantenha pelo menos de duas e meia a três horas de intervalo após o almoço, antes de começar os exercícios.

88. **Se a sua atividade física tem a duração de uma hora**, leve uma garrafinha de água e vá bebendo um copo a cada vinte minutos. Se a sua atividade física é superior a uma hora, utilize um líquido com carboidrato e sódio como, por exemplo, um refresco de frutas ou mesmo bebidas isotônicas como Gatorade®, mas diluindo pela metade para não ficar muito concentrado.

89. **Frutas ricas em potássio, como laranja e banana, podem prevenir câimbras** durante o exercício.

90. **Após praticar uma atividade física é importante consumir novamente carboidratos**; escolha entre picolé, barra de cereais, suco de fruta; caso após a sua atividade física já seja a hora do almoço ou do jantar, não há necessidade de modificações, coma o que normalmente representa uma refeição saudável.

91. **Cuidado com excesso de proteínas e aminoácidos puros.** Ao contrário do que se pensa, nossa alimentação já é muito rica em proteínas e raramente será necessário utilizar suplementação, a não ser que a sua alimentação seja desequilibrada.

92. **Fique atento também ao uso de outros suplementos, como carboidratos, creatina, carnitina, etc.** Raramente

eles são necessários e muitas vezes podem ser prejudiciais. Consulte um profissional especializado, principalmente médico e nutricionista, para analisar riscos e benefícios de utilizar tais produtos.

93. Apenas uma dieta balanceada não evita acúmulos indesejáveis de gordura localizada como aqueles indesejáveis "pneuzinhos", "culotes" ou a tradicional "barriguinha". Lembre-se de que, para a obtenção dos melhores resultados físicos aliados à boa saúde em geral, principalmente em relação à Nutrição, é importante ouvir o médico, nutricionista e educador físico. Escolha profissionais de reconhecida competência e credibilidade, pois é a sua saúde que está em jogo.

Uma pele bonita e, principalmente, sem celulite e estrias é o sonho de todos, inclusive dos "preguiçosos". Até o momento não se sabe ao certo se há uma dieta que previna ou trate esses problemas. Quase tudo o que se publica sobre o assunto ainda não foi comprovado cientificamente. Uma dieta saudável, que impeça que o organismo acumule toxinas ou que favoreça a eliminação destas, pode, ao menos, ajudar a melhorar a aparência da pele. As dicas a seguir são aceitas como saudáveis. Siga-as e sua pele agradecerá.

sobre pele, celulite e estrias

94. Alguns ácidos graxos essenciais, do grupo ômega 3, evitam a perda de água, mantendo a pele hidratada, podendo ainda agir como anti-inflamatórios naturais e, portanto, melhorando a aparência da pele. Eles estão presentes em: sementes (linhaça, semente de abóbora, semente de girassol), castanhas (nozes, castanha de caju, castanha do Pará, amendoim e outras) e em alguns peixes (sardinha, cavala, salmão, atum e bacalhau). Portanto, se você faz parte do grupo de risco ou se já tem celulite e/ou estrias, programe a inclusão desses alimentos em seu cardápio diário.

95. **Reduza ao máximo o consumo de carnes gordurosas e salgadinhos fritos**, bem como de açúcares e doces e de refrigerantes, que podem piorar a aparência da pele se você já sofre com problemas de celulite e/ou estrias.

96. **A ingestão de frutas, legumes e verduras,** principalmente as de cor verde-escura, como recomendado no capítulo 5, contribui para uma aparência mais saudável da pele.

97. **A água, já apontada como um alimento importante, é fundamental para manter a pele hidratada** e com melhor aparência. A quantidade já mencionada como ideal, de, ao menos, 10 copos por dia, pode ser adotada com o objetivo de obter uma pele mais bonita.

98. **Os antioxidantes vitamina C, E, carotenos, bem como o selênio e o zinco, têm papel positivo na pele,** ajudando a mantê-la íntegra, sem a formação de "furinhos". Consulte o capítulo 5 para ver as fontes principais destes elementos e utilize-os com frequência.

99. A romã é muito citada como protetora da pele, por suas propriedades anti-oxidantes. Mesmo sem estudos conclusivos, mal não faz ingeri-la pura ou sob a forma de suco.

100. Estudos sugerem que a lecitina repara a pele. Dentre as fontes alimentares de lecitina, destacam-se: ovos (respeite a quantidade permitida), soja, couve-flor, amendoim, laranja, batata e espinafre.

capítulo 4

20 mitos comuns em nutrição

Os meios de comunicação têm dado especial atenção à alimentação e às dietas; às vezes, as informações parecem controversas: o que é verdade, o que é mito? Para acabar com as principais dúvidas, selecionamos os 20 mitos mais comuns e, a seguir, apresentamos nossa versão sobre eles

1. Precisamos de suplementos de vitaminas e minerais.

Não há nada que comprove que tenhamos necessidades aumentadas de vitaminas e minerais que requeiram a utilização de suplementos. De um modo geral, seguindo a proposta da pirâmide alimentar, todas as necessidades de vitaminas e minerais são cobertas. Em algumas situações poderá haver necessidade de tais suplementos: pessoas em fase de crescimento acelerado, como os adolescentes, pacientes com alguma doença aguda ou crônica que consuma reservas do organismo ou que estejam convalescendo após um período de doença. No entanto, nestas situações, um profissional de saúde, médico e nutricionista, deverá ser consultado para a confirmação de tal necessidade e prescrição da dosagem apropriada.

2. Ginseng é bom para menopausa, memória e estresse.

Não há estudos científicos que comprovem este benefício. Alguns estudos, pelo contrário, apontam surgimento de ansiedade, perda de sono e aumento da pressão arterial com o uso deste produto. Por outro lado, ele possui compostos fenólicos que podem ajudar o funcionamento orgânico. No momento, ainda não há uma recomendação unanimemente aceita para o uso desta planta.

3. Vinho tinto protege contra doença cardíaca.

Não há evidências definitivas ainda quanto a este aspecto. Alguns estudos mostram que uma ingestão diária segura, que seria de 2 taças para o homem e 1 taça para a mulher, poderia ajudar a aumentar o bom colesterol (HDL-colesterol) ou prevenir que o mau colesterol se eleve (LDL-colesterol). Devido à falta de confirmação destes efeitos benéficos, caso você seja consumidor dessa bebida pode manter este hábito na dose citada; caso contrário, não vá começar a beber pensando nisso.

4. Cerveja embriaga menos do que outras bebidas.

O que "embriaga" é a quantidade de álcool (etanol) presente na bebida. A cerveja tem de 4-6% de álcool, enquanto o *whisky*, vodca ou aguardente de cana variam de 38-43%, dependendo da marca. Pensando assim, dependendo da quantidade de cerveja ingerida, o indivíduo pode se embriagar mais do que com outras bebidas. Para exemplificar, saiba que uma garrafa de cerveja fornece a mesma quantidade de álcool que uma dose de aguardente de cana.

5. Beterraba cura anemia.

Uma vez que a anemia tenha se instalado, não é possível curá-la com alimentos, apenas com medicamentos (suplementos de ferro). Além disso, boas fontes de ferro são as de origem animal, pois mesmo que haja bastante ferro em um alimento de origem vegetal, como é o caso da beterraba, ele não está numa forma que possa ser bem absorvida pelo nosso organismo. As boas fontes de ferro para prevenir (não tratar) anemia são: carnes vermelhas, especialmente fígado bovino, e gema de ovo.

6. Cafeína é perigosa para a saúde.

Não há nada que prove que a cafeína faça mal, exceto em quantidade elevada (maior do que 200 mg por dia). É importante ler o rótulo dos produtos, principalmente do próprio café, refrigerantes, sucos industrializados, chocolate e chás, pois estes são os alimentos mais ricos em cafeína. Se você exagera em algum destes alimentos citados, saiba que o tradicional cafezinho (xícara pequena – 40ml) caseiro tem cerca de 23mg de cafeína, 1 xícara (também 40ml) de café expresso tem 53mg de cafeína, 1 lata de refrigerante tem 35-50mg de cafeína, dependendo do tipo e 1 tablete pequeno de chocolate (30g) tem de 8-20mg, também dependendo do tipo.

7. Torradas têm menos calorias do que pão comum.

O processo de torrar o pão reduz apenas a sua quantidade de água, portanto, torrado ou não, fornece a mesma quantidade de calorias por grama, qualquer que seja o tipo de pão.

8. Frango de granja engorda rápido porque tem hormônios e faz mal à saúde.

Na verdade, um frango de granja engorda mais e mais rápido porque as granjas, na tentativa de aumentar a produtividade, mantêm a iluminação simulando o dia durante 24 horas, o que faz o frango se alimentar o tempo todo. Portanto, o frango de granja não é mais gordo devido à adição de hormônio à sua ração diária. Aliás, adicionar hormônio na alimentação do frango sairia tão caro que o produto não poderia ser comercializado aos preços que costuma ser.

9. Alguns óleos não têm colesterol.

Nenhum óleo vegetal tem colesterol. Colesterol é uma substância presente apenas em gorduras de origem animal. Infelizmente, alguns fabricantes, como estratégia de *marketing*, fazem a propaganda que o óleo por eles comercializados não tem colesterol, mas isso é uma propaganda enganosa.

10. Açúcar refinado engorda, açúcar mascavo não.

Ambos os tipos de açúcar fornecem as mesmas calorias. O açúcar mascavo é mais nutritivo, pois fornece um pouco de vitaminas e minerais, mas estes nutrientes não têm calorias. Assim, se o seu problema é peso, tanto faz escolher um ou outro tipo de açúcar.

11. Alimentos integrais não engordam.

Quase não há diferença nas calorias fornecidas por alimentos integrais ou refinados. A vantagem dos alimentos integrais é que eles possuem mais vitaminas, minerais e fibras. As fibras dão a sensação de saciedade, fazendo com que a pessoa reduza o consumo alimentar, e como consequência, emagreça. Por isso, a pessoa tem a falsa impressão de que emagreceu devido às baixas calorias do alimento integral. Além disso, saiba que se você for do tipo guloso e exagerar na quantidade de alimentos integrais, acabará ganhando peso como se estivesse usando alimento refinado.

12. Carboidratos e proteínas não podem ser ingeridos juntos porque o estômago não fará a digestão adequadamente.

Embora alguns livros sobre dietas da moda apresentem relatos de que alimentos de diferentes fontes não podem ser misturados porque intoxicam o organismo, na verdade não existe nenhum risco decorrente dessas misturas, pois o nosso estômago e nosso intestino secretam enzimas de acordo com o estímulo alimentar, de forma que temos capacidade de digerir simultaneamente todos os tipos de alimentos.

13. Alimentos sem colesterol são alimentos sem gordura.

Não necessariamente. O colesterol está presente apenas em alimentos de origem animal ou preparações elaboradas com alimentos de origem animal. Já a gordura, tanto pode estar presente no alimento de origem animal, como no alimento de origem vegetal. Esse é o caso, por exemplo, das castanhas, que são ricas em gorduras, mas não têm colesterol.

14. "Pular" refeição é bom para perder peso.

Pular refeição frequentemente leva a um excesso de consumo na hora do lanche ou na refeição seguinte; a pessoa pode até superar as calorias que seriam ingeridas na refeição que foi omitida ("pulada").

15. Cozinhar alimentos em forno de microondas destrói as vitaminas.

Qualquer método de cocção destrói um pouco as vitaminas C e do complexo B. No entanto, na verdade, a cocção em microondas retém mais vitaminas que outros métodos, pois requer menos tempo de cocção e pouca ou nenhuma água de cozimento. Outra boa opção seria o cozimento no vapor, embora o tempo seja mais prolongado.

16. Chocolate causa acne.

Na verdade, a acne é uma doença inflamatória causada por predisposição genética, mudanças hormonais, estresse e reação a alguns medicamentos e cosméticos.

Não há nenhum estudo científico que tenha comprovado que o chocolate cause acne. No entanto, como cada pessoa pode ter reações não previstas, normalmente os profissionais de saúde recomendam que a pessoa observe se algum alimento (não só chocolate) piora sua acne e, em caso afirmativo, que suspenda tal alimento. Por outro lado, lembre-se que excesso de alimentos gordurosos, não só chocolate, não é benéfico para a saúde, mesmo que não aumente o número de espinhas.

17. Alimentos usados em lanches são guloseimas dispensáveis.

Existe uma falsa crença de que qualquer tipo de lanche é constituído por guloseimas sem valor nutritivo. No entanto, lanches podem ser nutritivos se adequadamente planejados, como é o caso do lanche à base de uma barra de cereal ou de um iogurte ou mesmo de um sanduíche feito com pão integral, pasta de queijo e atum, alface e tomate.

18. Ingerir líquido durante as refeições engorda e aumenta a barriga.

Depende. Não é o fato de ingerir líquidos durante a refeição por si só, que faz engordar e aumentar o abdômen. A água, por exemplo, não tem nenhuma caloria e, teoricamente, sua adição à refeição não vai nem engordar, nem aumentar a gordura abdominal (aumentar a barriga). Por outro lado, o fato de se alimentar com líquidos pode fazer com que a pessoa mastigue menos e utilize o líquido para facilitar o processo de engolir o alimento: isto sim vai fazer com que chegue alimento mal mastigado, com mais alto volume ao estômago, fazendo com que este produza mais secreções para poder digerir essa mistura inadequada; isto vai dilatar o estômago, não o abdômen, mas ao dilatar, faz com que aumente o espaço para caber alimentos fique maior, e a pessoa vai acabar tendo que comer mais para se saciar devido a essa dilatação. O exagero na refeição vai fazer com que ela engorde, aumentando também na barriga.

19. Comer tarde da noite engorda.

Nosso estômago não tem um relógio e não sabe o horário do dia. Temos enzimas sendo fabricadas todas as vezes que entram alimentos no aparelho digestivo e, portanto, ele será adequadamente digerido; o que engorda é o excesso de calorias independentemente do horário em que está sendo consumida. Por outro lado, principalmente para aquelas pessoas que vivem lutando com a balança e/ou vivem exagerando na alimentação, comer muito tarde da noite pode não ser um bom comportamento, pois, habitualmente, a atividade física já será mais reduzida nestes períodos, de forma que aquilo que a pessoa ingeriu não vai ser "queimado" e sim armazenado. O ideal, portanto, é programar a alimentação para que após cada refeição ainda sobre um tempo para que a pessoa tenha algum tipo de dispêndio. Assim, fica parcialmente verídico o ditado popular: tenha uma refeição de rei pela manhã, de príncipe à tarde e de mendigo à noite (mas não precisa ficar sem comer).

20. Os praticantes de exercícios físicos devem comer muita proteína e limitar ao máximo o consumo de carboidratos.

A verdade é que nossas necessidades diárias de proteínas não são tão altas, de forma que, normalmente, todos nós ingerimos além dessa necessidade considerando todas as fontes alimentares de proteínas: carnes, leite, pães, biscoitos, arroz, macarrão, feijão. O fato de ser praticante de atividade física, não faz aumentar a necessidade protéica e é importante o fornecimento da energia contida nos carboidratos, pois é uma forma de poupar proteínas para que estas realmente atuem como tal no nosso organismo, inclusive na formação da massa muscular. Portanto, se você tem uma dieta saudável e bem balanceada, dispense o uso de suplementos protéicos. No entanto, há uma diferença entre praticar atividade física e ser atleta: este sim pode precisar de uma quantidade adicional de proteínas, mas aí, haverá a necessidade de uma orientação específica e individualizada realizada pelo profissional de saúde (médico e/ou nutricionista).

capítulo 5
nutrição e saúde

Nos dias de hoje, é frequente encontrarmos livros de receitas apetitosas e elaboradas, livros de receitas *light*, livros de alimentação para perda de peso (os campeões de publicação) ou livros com dietas específicas para combater gordura localizada, celulite, sintomas da menopausa ou para fortalecer nosso sistema imunológico. Toda esta variedade reflete aquilo que os antigos, desde os tempos antes de Cristo, já sabiam: a dieta é fundamental na manutenção da saúde e prevenção das doenças.

A dieta é a única responsável pela nossa saúde? É claro que não. Nossa saúde depende de todo um estilo de vida saudável: alimentação equilibrada, prática regular de atividade física, combate ao estresse, abstenção do tabagismo e do excesso de bebidas alcoólicas, só para citar os principais fatores pró-qualidade de vida. Não resta dúvida, no entanto, que a nutrição tem papel de destaque neste contexto.

Este livro não abordará outros aspectos de estilo de vida, mas deve ficar implícito que tudo o que se discute em nutrição e saúde perde o objetivo se dissociado do restante.

A alimentação das pessoas deve merecer atenção desde a vida ainda dentro do útero. A futura mamãe precisa ter uma alimentação adequada para que sua saúde e nutrição sejam mantidas durante a gravidez, bem como a de seu bebê em formação. Depois, a mulher que amamenta deve assegurar sua nutrição e a do seu bebê através de uma alimentação equilibrada e balanceada.

Da mesma forma, a nutrição é importante para as crianças de todas as idades, incluindo aí os adolescentes, para o adulto e para o idoso. Pessoas já com problemas de saúde, como diabetes melito, problemas de coração, elevação de pressão arterial, problemas renais, infecções, câncer, osteoporose, entre outros, também têm na boa nutrição o controle destes distúrbios, e muitas vezes, conseguem retardar a evolução da doença para estágios mais graves.

Uma alimentação adequada mantida ao longo de toda a vida vai conseguir o desenvolvimento e funcionamento ótimo de todos os nossos órgãos, como estômago, intestino, pulmões, fígado, coração e cérebro. Devemos fornecer muitas vitaminas, proteínas e energia para todas as funções de nosso corpo, ao mesmo tempo em que devemos evitar colocar substâncias nocivas em nossa alimentação, que poderão danificar nossos órgãos e nossas artérias, vasos e ossos.

Hoje já se fala muito em nutrição funcional, ou seja, aquela que não só nutre, mas garante um ótimo funcionamento orgânico, prevenindo doenças. Como toda "novidade", muito é verdade já comprovada, mas há funções que são atribuídas a componentes da dieta que na verdade ainda estão sendo estudadas, bem como há outras funções alardeadas que simplesmente não têm nenhum fundamento científico.

De qualquer maneira, sabe-se que a dieta deve ser o mais natural possível, isenta de conservantes e aditivos, pois muitos podem ser cancerígenos a vários órgãos de nosso corpo, como estômago, intestino, mama, próstata. Deve ser rica em vitaminas e minerais antioxidantes, o que ajuda a controlar a formação de radicais livres, compostos que tanto podem acelerar nosso envelhecimento, como levar ao desenvolvimento de doenças, como as cardiovasculares e o câncer; as principais vitaminas e minerais antioxidantes são os carotenos, vitamina A, vitamina C, vitamina E, selênio, zinco, cujas fontes alimentares serão mostradas no próximo capítulo.

A alimentação ainda deve ser moderada em gorduras e açúcares e doces, pois estes tanto facilitam ganho indesejável de peso, como podem levar ao surgimento de diabetes melito, doenças cardiovasculares e outras. Estes foram apenas alguns exemplos do que já vem sendo aceito como ações funcionais dos alimentos (ou nutrientes contidos nos alimentos) na prevenção e controle de doenças. No entanto, para evitar exagerar nas possibilidades "medicamentosas" dos alimentos, é importante que se procure ler sobre o assunto em livros de autores de credibilidade reconhecida, pois hoje já há muitos textos de profissionais de saúde escritos em linguagem popular, facilitando a compreensão. Caso prefira se informar em jornais e revistas, evite as matérias sensacionalistas, pois, em geral, elas são mentirosas.

a pirâmide alimentar como modelo para uma dieta saudável

Planejar nossa alimentação diária de forma que ela nos forneça todos os nutrientes necessários para garantir a saúde e prevenir as doenças parece uma tarefa difícil. E realmente seria complicado, caso não existissem os grupos de alimentos e a pirâmide alimentar, ferramentas que nos auxiliam nesse planejamento.

Vamos então explicar ambas as ferramentas, iniciando pelos grupos de alimentos. O que são eles? Considerando o tipo, os alimentos podem ser assim agrupados:

A) Grupo de pães e cereais

Como o próprio nome já diz, aqui são reunidos todos os tipos de pães e os cereais em geral: arroz, milho, araruta, trigo, centeio, cevada, aveia e farinhas destes. Englobando cereais, é também englobado tudo o que se prepara com eles: bolachas e biscoitos doces e salgados, bolos, pamonha, Maisena®, Mucilon®, Arrozina®, Neston®, farinha láctea, macarrão, creme de arroz, flocos de milho, granola e similares. Os componentes deste grupo são ricos em carboidratos (amido, fibras) e são principalmente fornecedores de energia na nossa alimentação, embora também forneçam proteínas, que são importantes para manter nossos músculos e nossas defesas contra as doenças.

B) Grupo das hortaliças

Aqui entram todos os tipos de verduras folhosas, como alface, acelga, repolho, couve, rúcula, espinafre, e todos os tipos de legumes: cenoura, chuchu, pepino, vagem, brócoli, berinjela, couve-flor. O tomate na realidade é um fruto, mas normalmente é tratado também como hortaliça e entra na alimentação em saladas e molhos ou outros acompanhamentos de refeições salgadas.

As hortaliças são principalmente fornecedoras de vitaminas e minerais, que regulam todo o funcionamento do nosso organismo: vitamina A, caroteno, vitaminas do complexo B (tiamina, riboflavina, niacina e outras), vitamina C, zinco, ferro, potássio e outros.

Há um grupo especial de hortaliças, os tubérculos: batata, macaxeira, beterraba, inhame, batata-doce. Embora sejam hortaliças, há que se evitar excesso de consumo, porque elas possuem também maior quantidade de carboidratos do que as outras hortaliças, e portanto, fornecem mais energia.

C) Grupo das frutas

Aqui estão todos os tipos de frutas, das mais aquosas, como laranja e melancia, às mais ricas em carboidratos, como banana e maçã. Com as frutas mais "massudas" também há que se preocupar com sua contribuição maior em energia.

Juntamente com as hortaliças, as frutas fornecem muitas vitaminas e minerais para nosso organismo.

D) Grupo das carnes e ovos

Este grupo é composto pelas principais fontes de proteínas de nossa alimentação: aqui temos as carnes chamadas vermelhas, como a carne bovina, de carneiro, de porco, e as carnes brancas, como aves e peixes; além disso, há os ovos, como os de galinha, pata, codorna e avestruz.

Além de proteínas, as carnes vermelhas, principalmente o fígado bovino, nos fornecem ferro, um elemento cuja principal função é prevenir a anemia. O ferro das carnes é melhor aproveitado pelo nosso corpo do que o de origem vegetal (presente em cereais, leguminosas, hortaliças e frutas). Por outro lado devemos ter cuidado com carnes vermelhas em excesso, bem como com ovos em excesso (este em relação à gema) porque possuem muita gordura saturada e colesterol, que podem aumentar o risco de doenças cardiovasculares.

E) Grupo das leguminosas

Leguminosas são os feijões: feijão comum (verde, branco, preto, roxinho, carioquinha, jalo, de corda), lentilhas, ervilha, grão-de-bico, soja. A exemplo dos cereais, fornecem energia e proteína, além de um elemento mineral importante, o ferro, cujo aproveitamento não é tão bom como o presente em produtos de origem animal.

F) Grupo do leite e derivados

Neste grupo estão, além de todos os tipos de leite (integral, desnatado, semidesnatado, de vaca, de cabra), os iogurtes, coalhada e todos os tipos de queijo. São outra fonte importante de proteínas na nossa alimentação. Além de proteínas, são também ricos em cálcio, que é importante para os ossos, favorecendo o crescimento e prevenindo a osteoporose. Este grupo, se consumido em excesso, também acaba por aumentar muito a quantidade de gordura saturada e colesterol na alimentação (a menos que sejam desnatados ou pobres em gorduras), o que já vimos que não é bom para o coração.

G) Grupo dos óleos/gorduras

Neste grupo estão alimentos que normalmente são consumidos adicionados às preparações, como margarinas, manteiga, óleo vegetal, embora possam ser consumidos como alimento isolado, a exemplo do *bacon*. São extremamente ricos em energia, mas também são fontes das chamadas vitaminas lipossolúveis, que são aquelas que são mais veiculadas em gorduras, ou seja, entram em nosso corpo carregadas pelas gorduras: vitaminas A, D, E e K.

H) Grupo dos açúcares/doces

Este grupo também é um fornecedor de energia e

os alimentos aí categorizados tanto são consumidos como lanches e sobremesas, a exemplo de pudins, *mousses*, compotas, como para adoçar ou acompanhar preparações, como açúcar (refinado, mascavo), mel de abelha, mel Karo®, rapadura.

O quadro 2 mostra alguns dos principais nutrientes necessários à manutenção da saúde e prevenção de doenças, com as respectivas fontes alimentares mais destacadas.

Quadro 2. Nutrientes e respectivas fontes alimentares.

Nutriente	Principais fontes alimentares
Vitamina A	Vísceras (fígado, rim), manteiga, margarina, leite, integral, ovos, peixes com alto teor de gordura (sardinha, bacalhau)
Beta caroteno	Cenoura, abobrinha, jerimum, batata doce, brócolis e folhosos verdes, manga, pimentão vermelho
Vitamina D	Peixes com alto teor de gordura, salmão, margarina, gema de ovo, leite e derivados
Vitamina E	Castanhas em geral, vegetais folhosos verdes, abacate, óleos vegetais, cereais integrais
Vitamina K	Fígado, lentilha, cenoura, nabo, brócolis e vegetais folhosos verdes
Vitamina B1 (tiamina)	Cereais integrais ou fortificados, leveduras, batata, fígado, feijões, presunto
Vitamina B2 (riboflavina)	Leite e derivados, vísceras, cereais integrais ou fortificados, castanhas, leveduras, ovos, mariscos e pescados

Nutriente	Principais fontes alimentares
Vitamina B3 (niacina)	Fígado e carne bovina, cereais integrais ou fortificados, pescados com alto teor de gordura, ovos, ervilhas, batata, vegetais folhosos verdes
Vitamina B9 (ácido fólico)	Fígado, leveduras, beterraba, feijões, cereais integrais ou fortificados, castanhas, brócolis e vegetais folhosos verdes
Vitamina B12 (cianocobalamina)	Fígado bovino, cereais fortificados, leveduras, alimentos de origem animal em geral
Vitamina C	Vegetais folhosos verdes, batata, pimentão, frutas cítricas
Cálcio	Leite e derivados, brócolis e vegetais folhosos verdes
Ferro	Vísceras, mexilhão, peixe com alto teor de gordura, sardinhas, vegetais folhosos verdes
Fósforo	Leite e derivados, levedura, germe de trigo, castanhas, bacalhau, soja
Potássio	Feijão, banana, frutas secas, frutas cítricas, batata, vegetais folhosos verdes
Selênio	Cereais integrais, castanha-do-pará, carne bovina
Zinco	Farelo de trigo, aveia, mariscos, leguminosas, carne bovina, castanhas, leite e derivados, vegetais folhosos verdes

Logicamente, os grupos de alimentos representam uma forma de entender as categorias dos alimentos. Nem sempre a divisão é tão fácil, como por exemplo, a pizza, que fornece a massa (grupo de pães/cereais), o queijo (grupo do leite/derivados), o molho de tomate (hortaliças/frutas), e o azeite (óleos/gorduras), misturando de tudo um pouco.

Uma outra categoria de alimentos que leva à dificuldade de divisão em grupo são as oleaginosas, às vezes incluídas em óleos/gorduras, às vezes em leguminosas: amendoim, castanhas, nozes. Na realidade elas tanto fornecem alta quantidade de proteínas, como elevadas quantidades de gorduras.

A divisão dos alimentos em grupos permite constatar que todos estes são importantes porque fornecem nutrientes que, somados no todo, cobrem nossas necessidades diárias.

E como não deixar faltar? Como não exagerar? Aqui vem a outra ajuda para nosso planejamento de cardápio, a pirâmide alimentar.

A pirâmide alimentar mostra, de acordo com o nosso sexo e a nossa idade e atividade (agrupando as pessoas em 3 categorias principais, como será visto mais adiante), o quanto devemos comer de cada grupo para garantir uma alimentação saudável. Esta ferramenta define o quanto comer, tanto em número de porções por dia, como também define quanto de cada alimento equivale a cada porção.

No Brasil, no momento, temos dois modelos de pirâmide alimentar em uso: o americano e o brasileiro, embora este último esteja oficialmente adotado pelo Ministério da Saúde, que editou o Guia Alimentar para a População Brasileira no final de 2005. Ambos os modelos têm pontos positivos e negativos para aplicabilidade no dia-a-dia. Fizemos um adaptação combinando, a nosso ver, o que cada modelo tem de mais operacional, pois é importante que o leitor consiga entender e aplicar o mesmo em seu dia a dia.

Assim, no tocante ao número de porções diárias a serem ingeridas, utilizamos a proposta americana para leite e derivados, frutas e hortaliças, e a proposta brasileira para pães/cereais, carnes/ovos e leguminosas. Já para considerar a quantidade de um alimento que equivale a uma porção, utilizamos principalmente o modelo americano para todos os grupos, exceto óleos/gorduras e açúcares/doces. Tal modelo define quantidades diárias baseadas em xícaras ou onças, uma onça equivalendo, aproximadamente, a 30g.

No que tange especificamente a óleos/gorduras e açúcares/doces, os americanos não fazem recomendações em porções diárias, apenas referem que a utilização destes dois grupos deve ser limitada, recomendando quantidade calórica máxima diária em relação à energia consumida. Já no modelo brasileiro a recomendação é bastante restrita, caso se considere o hábito alimentar de nossa população. A nosso ver, estes dois últimos grupos citados são os que mais podem acarretar dúvidas na hora de compor um cardápio diário balanceado, fato que vamos tentar contornar neste livro.

A figura 1 (modelos das pirâmides alimentares), o quadro 3 (número de porções recomendadas de acordo com sexo, faixa etária, atividade) e os quadros 4 a 9 (valor de uma porção de cada grupo alimentar, sugerido a partir da apreciação dos modelos das pirâmides alimentares já citados e de outras publicações sobre o tema) ilustram nossa adaptação. Quanto aos valores de uma porção, vale informar que eles são correspondentes, ou seja, tanto faz escolher a porção de um ou outro alimento do mesmo grupo.

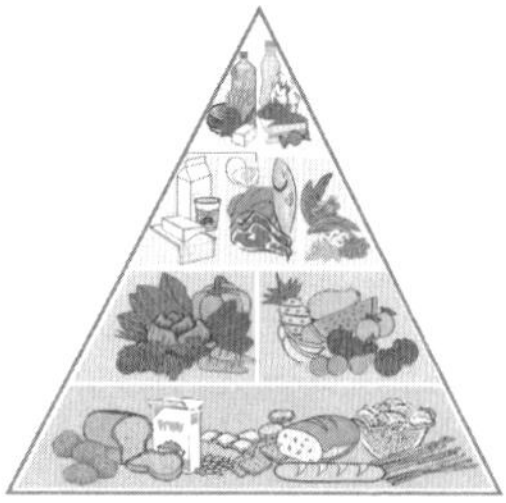

Figura 1. Modelos das pirâmides alimentares americana (à esquerda) e brasileira (à direita).

Quadro 3. Número de porções de grupos alimentares recomendado para consumo diário, adaptado das pirâmides alimentares americana e brasileira.

Grupo alimentar	A	B	C
Pães e cereais	5	7	9
Hortaliças*	3	4	5
Frutas*	2	3	4
Leite /produtos lácteos	2-3	2-3	2-3
Carnes / ovos	1	1,5	2
Leguminosas	1	1	1

Categorização das pessoas segundo sexo, faixa etária (ou grupo fisiológico) e atividade: A= Idosos, mulheres sedentárias; B= Crianças e adolescentes do sexo feminino, mulheres ativas e homens sedentários; C= Adolescentes do sexo masculino, homens ativos e mulheres muito ativas

* Considerando que, às vezes, pode ser difícil cumprir as quantidades recomendadas de hortaliças e frutas, achamos interessante a proposta americana de procurar garantir para todos, independentemente da categoria, pelo menos 5 porções diárias de hortaliças + frutas, podendo ser maior quantidade de uma ou outra.

Quadro 4. Valor de 1 porção do grupo de pães e cereais.

1 fatia de pão de forma
1/2 pão francês (carioquinha)
1/2 pão de hambúrguer
1/2 pão de cachorro quente
3 bolachas *cream cracker*
4 biscoitos maisena
2 biscoitos recheados
4 colheres de sopa de arroz cozido
4 colheres de sopa de macarrão cozido
2 colheres de sopa de farinha
3 colheres de sopa de cereal matinal
3 xícaras de pipica
1 fatia fina de bolo

Quadro 5. Valor de 1 porção do grupo de hortaliças.

4 colheres de sopa de hortaliças cozidas
4 colheres de sopa de hortaliças cruas não folhosas picadas
8 colheres de sopa de hortaliças folhosas cruas picadas
1 copo médio de suco de hortaliças
1 xícara de sopa de hortaliças
1 tomate médio

Quadro 6. Valor de 1 porção do grupo de frutas.

12 uvas
1 fruta média
1 fatia média de fruta
1/2 xícara de fruta picada
1 copo médio de suco de frutas (ao menos 3/4 de polpa)

Quadro 7. Valor de 1 porção do grupo de feijões e oleaginosas.

1 concha média de feijão cozido
1 xícara de chá de castanhas/ amendoins

Quadro 8. Valor de 1 porção do grupo de leite e produtos lácteos.

1 copo médio de leite 1 copo médio de iogurte 2 potes pequenos de iogurte tipo *petit suisse* 1/2 xícara de coalhada 2 fatias médias de queijo 2 colheres de sopa de requeijão/ queijo cremoso 1 xícara de mingau

Quadro 9. Valor de 1 porção do grupo de carnes e ovos.

1 bife pequeno 1 coxa de frango 1/2 peito pequeno de frango 3 colheres de sopa de carne moída ou picada 1 filé pequeno de peixe 4 fatias de presunto 4 fatias de mortadela 1,5 salsichas médias 1 linguiça pequena 4 camarões médios 2 ovos

Optamos por não definir porções de óleos/gorduras e açúcares/doces. É importante informar que as porções aqui recomendadas para uma dieta saudável também visam manter a pessoa com o peso saudável.

Uma das formas mais comuns de definir se seu peso está saudável é o índice de massa corporal (IMC) proposto pela Organização Mundial da Saúde, que pode ser calculado a partir do peso (em kg) dividido pela altura (em metros) ao quadrado. Um peso saudável é equivalente ao IMC na faixa de 18,5-24,99Kg/m2.

Por exemplo, vamos calcular o IMC de uma pessoa que mede 1,60m e pesa 60kg:

60 : (1,60 x 1,60) = 23,43 = peso saudável

No capítulo seguinte, damos dicas sobre como selecionar quantidades diárias adequadas de óleos/gorduras e açúcares/doces.

capítulo 6
os "preguiçosos": o adolescente, o adulto, o idoso

Sem ofensas, o público-alvo deste livro, como já dito, são chamados "preguiçosos" porque não têm muito tempo ou vocação para arte de cozinhar; são eles o adolescente, o adulto sedentário (homem ou mulher) e o/a idoso/a. Vejamos as características especiais de cada perfil.

o adolescente

A faixa de idade de 10 a 19 anos é categorizada como adolescência. Neste livro, nosso foco é o adolescente de 14 a 19 anos, pois este, muitas vezes, migra do interior para as capitais em busca de um ensino mais acurado, visando a uma melhor preparação para o exame vestibular ou à procura de emprego. Desta forma, o jovem acaba tendo de assumir a responsabilidade sobre sua própria alimentação. A criança (faixa etária menor de 10 anos) não é alvo deste livro, pois a responsabilidade por sua alimentação, em geral, é assumida por um responsável adulto.

A adolescência é uma fase da vida cheia de mudanças e desafios. O corpo começa a se modificar, nem sempre do jeito esperado. As meninas começam a se achar gordas demais e os meninos franzinos demais, principalmente devido à influência do modelo físico que está na moda: mulheres excessivamente magras e meninos com corpos "saradões". Assim, é frequente vermos meninas entrando em dietas extremamente restritivas, querendo "emagrecer em 24 horas" ou meninos seduzidos por promessas enganosas de suplementos milagrosos que "criarão os músculos do Schwarzenegger em 24 horas".

É importante conhecer as mudanças do organismo que ocorrem nessa fase e as necessidades nutritivas de acordo com essas mudanças, evitando exageros que comprometerão a saúde e o bem estar.

Vejamos os pontos principais:

- Meninas têm naturalmente mais gordura no corpo: 22-26%, comparado com15-18% nos meninos. Portanto, isto não é gordura, é composição corporal normal, de acordo com o sexo.

- As necessidades de energia são diferentes, sendo a dos meninos bem maior, como já visto no capítulo 5, ao abordarmos a pirâmide alimentar, que é repetida a seguir somente em relação aos meninos e meninas adolescentes.

- Observamos que as quantidades recomendadas para meninos é maior do que para meninas, principalmente em alimentos que fornecem mais energia, como os pães/cereais e as carnes/ovos.

Quadro 10. Porções alimentares recomendadas para adolescentes.

Grupo alimentar	Meninas adolescentes	Meninos adolescentes
Pães e cereais	7	9
Hortaliças*	4	5
Frutas*	3	4
Leite /produtos lácteos	2-3	2-3
Carnes / ovos	1,5	2
Leguminosas	1	1

O adolescente deve respeitar o consumo de todos os grupos de alimentos, nas quantidades citadas, o que lhe garantirá um fornecimento adequado de todos os nutrientes essenciais nessa fase: proteínas, vitaminas e minerais. Seguir as quantidades recomendadas também evitará excesso de gordura e carboidratos. Estes sim, em quantidades além das necessárias, podem levar a ganho de peso e surgimento de doenças crônicas, como diabetes melito tipo 2 e hipertensão arterial. Com a dieta adequada, o adolescente não precisará de nenhum tipo de suplemento alimentar.

A atividade física frequente (4 ou mais dias/semana) e moderada mantém a saúde e previne excesso de ganho de peso, portanto é um hábito a ser cultivado por todos os adolescentes.

Convém lembrar que todo o organismo está se desenvolvendo, portanto o ganho de peso deve ocorrer; é o ganho excessivo que tem que ser evitado. Por isso, além de uma boa alimentação e adequada atividade física, são importantes visitas bi anuais ou anuais ao serviço de saúde para um *check up*, verificando como está todo o desenvolvimento orgânico, se os níveis hormonais estão adequados, se não está ocorrendo excesso de ganho de peso, se não há carências dos nutrientes, se não há alterações no sangue que possam levar a doenças futuras, etc.

O adolescente pode, muitas vezes, ter uma alimentação irregular porque, de repente, se vê sozinho, longe de casa e da família e acaba "pulando" refeições ou exagerando nos lanches rápidos (*fast food*). Este comportamento deve ser evitado. É importante consumir 3 refeições mais 2-3 lanches por dia e tornar mais esporádico o uso de *fast food*, porque eles são, frequentemente, ricos em gorduras, colesterol e carboidratos e pobres em cálcio, ferro, vitaminas B_{12}, A, C e ácido fólico, mesmo que tenham outros nutrientes importantes. É aconselhável restringir o consumo desses alimentos a uma ou duas vezes por semana, no máximo.

Chocolates, chicletes, balas consumidas o dia todo, trazem calorias vazias (só calorias, sem nutrientes) e ainda, pelo excesso de açúcar, aumentam o risco de cáries, a menos que a pessoa faça escovação dos dentes logo após a ingestão, o que é raro, pois, em geral, são usados durante uma aula ou outra atividade. É recomendável, portanto, usar com pouca frequência estas guloseimas.

As bebidas alcoólicas são prejudiciais ao organismo em desenvolvimento. Acate a legislação, que proíbe o consumo de álcool abaixo dos 18 anos e, a partir desta idade, se for consumir, procure fazê-lo só em finais de semana e sem se embriagar, pois o excesso de álcool leva ao ganho de peso, aumenta perda de vitaminas e minerais e compromete vários de nossos órgãos, principalmente o fígado.

O adulto

O adulto a que nos referimos é a pessoa de 20 até 60 anos. Para ele, principalmente após os 30 anos, o mais importante é manter a saúde e prevenir doenças. A nutrição pode ser usada para ambos os fins.

No Brasil, assim como em todo o mundo, pessoas de todas as classes sociais estão ganhando muito peso, e a partir deste excesso, apresentam maior risco de desenvolver diabetes melito tipo 2, hipertensão arterial, câncer de mama e próstata, problemas de coluna, doenças cardíacas, entre outras. Felizmente, existe hoje preocupação com a forma física em todas as faixas etárias, de forma que esta, se bem feita (pelo menos 4 dias/semana, moderada, 40-50 minutos/vez) pode prevenir ganho de peso, e na presença de obesidade, se bem orientada por profissional competente, promove um emagrecimento saudável, preservando massa muscular e acelerando perda de gordura.

O quadro abaixo é extração da pirâmide alimentar mostrada no capítulo 5, exibindo apenas necessidades de homens e mulheres adultos, saudáveis, sedentários, ativos ou muito ativos.

Quadro 11. Porções alimentares recomendadas para homens e mulheres adultos.

Grupo alimentar	Mulheres muito ativas e homens ativos	Mulheres sedentárias	Mulheres ativas e homens sedentários
Pães e cereais	5	7	9
Hortaliças*	3	4	5
Frutas*	2	3	4
Leite/produtos lácteos	2-3	2-3	2-3
Carnes / ovos	1	1,5	2
Leguminosas	1	1	1

Mais uma vez, ressalta-se que seguir a variação e quantidade recomendadas significa manter boa saúde, com todo o fornecimento de nutrientes essenciais a essa fase da vida.

Enquanto para o adolescente o cálcio é importante na formação dos ossos e dentes, no adulto é importante para prevenir carência que pode levar à osteoporose. Este exemplo ilustra que muda a razão principal para consumo, mas não muda a necessidade de consumir. Isto ocorre com todos os nutrientes principais presentes nos alimentos.

Os danos dos *fast foods*, embora menos consumidos pelos adultos, são os mesmos que para os adolescentes, só que com repercussões mais drásticas, pois se trata de indivíduos que, com o avanço da idade, já exibem maior vulnerabilidade às doenças associadas com a má alimentação.

As mulheres, a partir da adolescência e por toda a vida reprodutiva, exibem alterações pré-menstruais (principalmente 7-10 dias antes de iniciar o sangramento) devido a oscilações hormonais. Essas alterações também estão ligadas à nutrição e alimentação: elas ficam "mais pesadas", porque retêm mais líquidos e não porque estão mais gordas (há mulheres que chegam a reter 2kg sob a forma de água). Também ficam com mais apetite e de forma mais compulsiva, principalmente para doces e chocolates. Nesta fase é importante **se hidratar muito bem, bebendo muito líquido, principalmente água e não exagerar no sal, para se evitar retenção ainda maior**. Quanto aos doces, é só procurar não exagerar. É uma fase de transição, que habitualmente se normaliza quando se inicia o sangramento. Essas oscilações não são a mesma coisa que a chamada tensão pré-menstrual (TPM), manifestação muito mais acentuada que, muitas vezes, requer acompanhamento médico com intervenção medicamentosa.

Mulheres também são vulneráveis ao câncer de mama, doença muito frequente no mundo todo, inclusive no Brasil. Todo câncer tem múltiplas causas –

passando por raça, história familiar e ambiente; no caso específico do câncer de mama, este tem sido associado a fatores ambientais como o **ganho de peso excessivo na menopausa, o consumo excessivo de gorduras e a falta de um consumo adequado de frutas e hortaliças**. Embora não se tenha certeza destas associações, não custa tomar cuidado e **evitar obesidade, controlar ingestão de gordura e consumir adequadas quantidades de frutas e hortaliças: tudo isto é possível seguindo as recomendações da pirâmide alimentar**.

Na menopausa, a mulher também oscila de peso e forma corporal. Mesmo sem aumentar a quantidade de alimentos ingeridos, a mulher tende a engordar e depositar gordura no abdômen. Isto é devido à oscilação hormonal e a efeitos colaterais de alguns hormônios usados em terapia de reposição hormonal (TRH). **É só tentar controlar o apetite, evitar exageros e realizar atividade física**. Nos últimos anos, estudos apontam a soja como benéfica contra os sintomas da menopausa, mas ainda não há comprovações definitivas de tais efeitos. Em termos de nutrição, como não há contra-indicações ao uso da soja, você pode incorporá-la ao seu hábito, pois se não resolver ao que se propõe, pelo menos mal não faz.

Os homens têm maior vulnerabilidade a doenças cardiovasculares e câncer de próstata. Como já comentamos, câncer é uma doença que não possui causa única, mas o câncer de próstata também tem sido associado à obesidade, excesso de consumo de gorduras e falta de nutrientes protetores veiculados em frutas e hortaliças.

Doenças cardiovasculares são associadas também à obesidade e excesso de gordura saturada e colesterol na dieta, dentre outras causas. Portanto, adotando um padrão alimentar saudável – evitando o excesso de gordura e colesterol e adotando uma prática adequada de atividade física –, haverá uma boa proteção contra as duas doenças citadas. Nos últimos anos, pesquisas vêm apontando um efeito benéfico do nutriente **licopeno**, que é um caroteno presente principalmente em **tomate e produtos do tomate (*catchup*, molho de tomate), além de estar presente em frutas vermelhas**. Portanto, é importante **lembrar deste detalhe na hora de selecionar os alimentos**.

Outro cuidado que se deve ter é em relação às bebidas alcoólicas. O excesso compromete o fígado bem como o aproveitamento de vitaminas e minerais e leva ao ganho de peso conforme já mencionado, só que de forma mais drástica devido à maior idade e maior propensão a doenças entre adultos do que entre indivíduos mais jovens.

A quantidade permitida, considerada não prejudicial à saúde é, para homens, 2 doses/dia e, para mulheres, uma dose/dia. Dose é o equivalente à dose das bebidas destiladas (45ml), como uísque, vodca, rum, aguardente de cana ou uma taça de vinho (120-150ml) ou uma lata de cerveja (360ml).

No Brasil, temos o hábito de não beber durante a semana e exagerar no final de semana. Não adianta, por exemplo, um homem usar as 14 doses teoricamente permitidas para uma semana (2 doses/dia) num dia só, pois o fígado, o pâncreas e o coração vão sofrer com esse excesso. Portanto, controle ao máximo o uso de bebidas alcoólicas.

O idoso

O Brasil melhorou no que se refere às condições de habitação, água, esgotos, formação de profissionais de saúde e assistência à saúde, à saúde e higiene, embora ainda esteja longe do ideal. Por isso, hoje vivemos mais. Mas, não adianta viver mais se não houver qualidade de vida.

A boa nutrição desde a infância se mantida na terceira idade ajuda a garantir essa qualidade. Por isso mesmo, em todos os lugares do mundo, e principalmente no Brasil, é importante que nos eduquemos para um estilo de vida saudável desde a infância, a fim de tentar garantir uma velhice saudável.

Certamente, um elemento importante do estilo de vida é a alimentação. Já vimos como ter uma alimentação saudável na adolescência e na vida adulta. Para completar este livro não poderíamos deixar de pensar na pessoa idosa, mas que cuida sozinha de si própria, inclusive morando sozinha. Esta pessoa terá que ir às compras, fazer sua própria comida e esta deverá ser saudável e adaptada às alterações que a idade provoca nos nossos dentes, na nossa digestão.

Com a mudança da lei da aposentadoria, muitas pessoas acima de 60 anos ainda trabalham fora, seja por necessidade legal, financeira ou pelo gosto de desenvolver alguma atividade criativa. Assim, muitos idosos também se alimentarão fora de casa.

O número de porções de alimentos que fornecem mais energia deve ser menor para o idoso, conforme apresentado no quadro a seguir.

Quadro 12. Porções alimentares recomendadas para idosos de ambos os sexos.

Grupo alimentar	A
Pães e cereais	5
Hortaliças*	3
Frutas*	2
Leite /produtos lácteos	2-3
Carnes / ovos	1
Leguminosas	1

Por isso, na seleção de refeições, fora ou dentro de casa, é importante, então, lembrar que o gasto de energia vai ficando menor à medida que envelhecemos, de forma que, se comermos a mesma quantidade de quando éramos mais jovens, correremos o risco de ganhar um peso indesejado. Além disso, outros fatores contribuem para a redução da ingestão de alimentos:

- Ocorre uma perda do paladar e olfato, o que faz com que a pessoa coma menos porque não sente o gosto e cheiro dos alimentos. Isto, ao contrário do que foi escrito acima, é um fator que pode levar o idoso a perder peso.

- A salivação fica menor e a boca fica mais seca, o que dificulta mastigar e engolir os alimentos.

- São comuns problemas de gengivas e dentes, o que também dificulta ter uma alimentação normal.

- São comuns alterações de funcionamento do intestino, sendo que alguns idosos ficam com prisão de ventre (o mais comum) e alguns ficam mais propensos à diarreia.

- Podem surgir doenças que requeiram mudanças da alimentação, como pressão arterial alta, problemas renais e outras.

- O idoso, em geral, usa mais remédios do que as pessoas mais jovens; para controlar ou combater as doenças que vão surgindo com o tempo, são indicados medicamentos que também podem interferir no apetite e no funcionamento digestivo.

É claro que tudo o que foi dito não vai acontecer para todas as pessoas, nem todas essas alterações vão acontecer nem surgir de uma vez. Mas é um processo progressivo, próprio do envelhecimento, que pode ser contornado através de modificações equilibradas na alimentação. Assim, o primeiro passo é tentar seguir as porções da pirâmide alimentar, como já enfatizado.

Depois, se há dificuldade para mastigar e engolir, é recomendável alterar a consistência dos alimentos, usando mais líquidos ou pastosos. Se há falta de apetite, comer menores volumes de cada vez e aumentar o número de refeições também é indicado.

Se a comida parece sem sabor, ervas aromáticas podem aguçar o paladar: orégano, cominho, hortelã, cravo e canela em preparações doces; limão também ajuda, para imitar o paladar salgado, sem exagerar no sal.

Se o intestino não está funcionando bem, recomenda-se o consumo de alimentos laxantes (mamão, ameixa preta, laranja com bagaço, aveia, frutas ácidas, suplementos de fibras, alimentos integrais), se estiver com prisão de ventre; ou mais constipantes (maisena, farinha de arroz, banana, maçã, suplementos de fibras, evite excesso de açúcar) se estiver com diarreia. Tanto diarreia, como prisão de ventre, requerem ingestão de muito líquido ao dia: na prisão de ventre para facilitar a defecação e na diarreia para repor a perda. Precisamos de, pelo menos, 1,5–2 litros de líquido/dia. Se os sintomas se prolongarem não sofra à toa, procure um profissional da saúde para investigar as causas e providenciar tratamento mais específico.

Para todas as idades é importante que falemos um pouco de vitaminas e minerais. É comum, hoje, todos comprarem suplementos por conta própria. Muitas vezes, as quantidades ultrapassam os níveis considerados seguros para a saúde. Seguir as porções da pirâmide garante o fornecimento de todas as vitaminas e minerais necessários. Para usar suplementos, só com recomendação de um nutricionista, que avaliará a dieta e verá a quantidade certa a suplementar, suplementação esta que só será orientada se não for possível alterar a alimentação para uma ingestão adequada. No caso de doença nutricional já presente, e não apenas insuficiente cobertura alimentar, um médico deverá avaliar a dose adequada de suplemento para correção da deficiência.

capítulo 7
algumas receitas práticas

Apenas com o intuito de complementar os cardápios oferecidos com algumas receitas rápidas é que oferecemos as sugestões a seguir.

Lembramos tratar-se de porções individuais que nossos "preguiçosos" podem preparar nas quantidades ideais, evitando desperdícios. Todas as receitas apresentadas neste capítulo são devidamente balanceadas de acordo com o cardápio do dia em que se inserem.

Esperamos despertar - ou reforçar - o saudável e lúdico hábito de cozinhar, que tão bem faz ao corpo e à mente. Experimente e divirta-se!

ARROZ DE FORNO

Ingredientes

10 colheres de sopa de arroz cozido
8 colheres de sopa de cenoura ralada grossa
2 ovos batidos
2 colheres de sopa de uvas passas (opcional)
4 colheres de sopa de queijo parmesão
1/2 xícara de chá de leite
1 colher de café de margarina
sal, salsa picada e manjericão a gosto

Preparo

Misture todos os ingredientes, reservando um pouco do queijo ralado para salpicar.

Unte um pirex com margarina e ponha a mistura, salpicando o restante do queijo ralado.

Leve ao forno brando por 30 minutos. Sirva quente.

ARROZ DE SALSINHA

Ingredientes

6 colheres de sopa de arroz cozido
1 xícara de chá de salsa picada
1 colher de chá de margarina
1 colher de chá de azeite de oliva

Preparo

Refogue a salsa na margarina. Misture a salsa refogada ao arroz, já cozido, e aqueça

Acrescente o azeite de oliva e sirva quente.

FALSA BERINJELA À PARMEGIANA

Ingredientes

1 berinjela média
4 colheres de sopa de molho de tomate
4 fatias de queijo mussarela
azeite para untar

Preparo

Fatie a berinjela e coloque para cozinhar em pouca água até amolecer ligeiramente. Se não gostar do sabor levemente amargo, retire a casca.

Unte um refratário e arrume as fatias de berinjela, regue com o molho de tomate e adicione as fatias de queijo mussarela.

Leve ao forno baixo até derreter a mussarela. Sirva quente.

MACARRÃO À BOLONHESA

Ingredientes

1/4 de pacote de macarrão cru ou 5 garfadas de macarrão cozido
2 colheres de sopa de carne moída
2 colheres de sopa de molho de tomate
alho, cebola, pimenta e sal a gosto

Preparo

Tempere a carne com sal, alho, cebola, pimenta e outros temperos da sua preferência. Leve ao fogo para refogar e acrescente 1 copo de água.

Deixe cozinhar e coloque o molho de tomate, apagando o fogo depois de uma ligeira fervura.

Cozinhe o macarrão em água fervente com sal a gosto. Escorra bem.

Jogue o molho quente sobre o macarrão e sirva.

MACARRÃO CREMOSO COM PALMITO E ERVILHA

Ingredientes

1/4 de pacote de macarrão talharim
2 colheres de sopa de palmito picado
2 colheres de sopa de ervilha enlatada
1/4 de lata de creme de leite
1/2 pacote pequeno de queijo parmesão ralado

Preparo

Cozinhe o macarrão em água fervente com sal a gosto. Escorra e reserve.

Misture o palmito, a ervilha e o creme de leite. Coloque o macarrão nessa mistura, mexa e polvilhe com queijo ralado para servir.

MACARRÃOZINHO AO FORNO

Ingredientes

1/4 de pacote de macarrão cabelinho de anjo
1 colher de chá de margarina
4 colheres de sopa de molho de tomate
1 xícara de frango desfiado
2 fatias de queijo mussarela

Preparo

Cozinhe o macarrão em água fervente com sal a gosto; escorra bem.

Faça um refogado com a margarina, o molho de tomate e o frango desfiado. Misture o refogado e o macarrão e coloque num pirex refratário.

Coloque 2 fatias de mussarela sobre o macarrão. Leve ao forno para gratinar. Sirva quente.

PENNE AO MOLHO CREMOSO

Ingredientes

1/4 de pacote de macarrão
1 tomate de tamanho médio a grande
1/4 de pimentão vermelho
2 colheres de sopa de creme de leite
1/2 pacote pequeno de queijo parmesão ralado
2 colheres de chá de margarina

Preparo

Corte o tomate em 4 pedaços, retire as sementes e bata no liquidificador com meia xícara de chá de água. Leve ao fogo para reduzir um pouco.

Corte o pimentão em pedacinhos e leve ao fogo para refogar na margarina. Acrescente o molho de tomate e o creme de leite e deixe no fogo por alguns minutos.

Cozinhe o macarrão em bastante água fervente com sal a gosto. Escorra bem e tempere com o molho quentíssimo.

Polvilhe com queijo ralado e sirva em seguida.

RISOTO DE ATUM COM QUEIJO

Ingredientes

6 colheres de sopa de arroz cozido
1 1/2 colher de sopa de atum
1 colher de sopa de molho de tomate
2 fatias de queijo mussarela
1 colher de café de margarina
alho, cebola e outros temperos de sua preferência

Preparo

Faça um refogado com os temperos e o atum. Coloque o arroz, mexa bem, acrescente o molho de tomate.

Unte um pirex com a margarina, coloque o arroz, cubra com o queijo mussarela e leve ao forno baixo até derreter o queijo. Sirva quente.

RISOTO DE FRANGO

Ingredientes

6 colheres de sopa de arroz cozido
1/2 sobrecoxa de frango desfiada
1 colher de chá de azeite
alho, pimenta, cebola e outros temperos de sua preferência

Preparo

Faça um refogado com o azeite e os temperos. Acrescente o frango desfiado e refogue bastante.

Junte o arroz ao refogado e misture bem. Sirva quente.

SALADA CAMPESTRE

Ingredientes

1 tomate sem pele picado em cubos
3 folhas de alface rasgadas
2 fatias de queijo de minas ou ricota em cubos

Para o molho

1 colher de sopa de azeite
1 colher de sopa de suco de limão
1/2 colher de chá de mostarda
1 colher de chá de mel
1 pitada de orégano
sal a gosto

Preparo

Arrume em uma travessa o alface, o tomate e o queijo.

Misture os ingredientes do molho até se tornarem homogêneos. Regue a salada com o molho na hora de servir.

SALADA COLORIDA

Ingredientes

2 tomates de médio a grande tamanho
1 maçã média
1/2 cenoura pequena
1 prato de sobremesa de rúcula picada
Sal, pimenta do reino a gosto
1 colher de café de vinagre
1 colher de sopa de azeite
1/2 colher de sopa de suco de limão
2 fatias médias de ricota esmigalhada

Preparo

Corte os tomates em oito partes. Retire as sementes. Corte a maçã ao meio, retire as sementes e corte em fatias.

Descasque a rale a cenoura. Deixe escorrer a rúcula lavada e pique.

Misture o suco de limão, o vinagre, o sal, a pimenta e o azeite.

Adicione o molho aos tomates, maçã, cenoura e rúcula.

Arrume em uma travessa e cubra com a ricota esfarelada.

SALADA ESPECIALÍSSIMA

Ingredientes

4 colheres de sopa de ervilha enlatada
4 colheres de sopa de milho verde enlatado
4 colheres de sopa de palmito picado
1 tomate de médio a grande tamanho cortado em cubos
1 colher de chá de azeite
suco de limão, vinagre, sal, pimenta e outros temperos de sua preferência a gosto

Preparo

Em uma saladeira, misture todos os ingredientes. Faça um molho com o azeite, o suco de limão, vinagre, sal, pimenta. Regue a salada e sirva.

SALADA DE KIWI COM ABACAXI E RICOTA

Ingredientes

1 kiwi
1/4 de abacaxi pequeno
6 uvas rubi
2 fatias médias de ricota
2 colheres de sopa de suco de laranja lima
1 colher de sopa de suco de maçã concentrado

Preparo

Descasque o kiwi e o abacaxi e corte-os em cubos pequenos. Corte as uvas ao meio e tire as sementes.

Misture as frutas em uma tigela com o suco de laranja lima. Adicione a ricota e o suco de maçã. Misture bem e sirva.

SALADA ITALIANA

Ingredientes

1 batata inglesa pequena
2 folhas médias de acelga
1 rodela média de abacaxi
2 fatias de queijo mussarela
2 azeitonas verdes ou pretas picadas
1 colher de chá de azeite
1 colher de chá de suco de limão

Preparo

Cozinhe a batata com casca. Quando estiver cozida, escorra-a e deixe esfriar.

Deixe escorrer as folhas de acelga lavadas. Corte a rodela de abacaxi em pedaços médios.

Corte o queijo em bastõezinhos e descaroce as azeitonas. Quando a batata estiver fria, descasque-a e corte-a em fatias iguais.

Coloque todos os ingredientes em uma saladeira e tempere-os com azeite, sal e suco de limão.

SOPA CREME DE TOMATE

Ingredientes

3 tomates maduros de tamanho médio a grande cortado em pedaços
3 rodelas de cebola cortada em pedaços
2 colheres de sopa de requeijão
1 colher de chá de manjericão picado
Sal a gosto

Preparo

Em uma panela, coloque o tomate e a cebola. Leve ao fogo e mexa para amassar os tomates.

Quando ferver, abaixe o fogo e acrescente o manjericão, o sal e a água (4 xícaras). Deixe cozinhar até os tomates ficarem bem macios.

Desligue o fogo e deixe esfriar um pouco.

Passe no liquidificador, acrescente o requeijão e leve ao fogo, mexendo até derreter o requeijão, mas sem deixar ferver. Sirva quente.

SOPA DE ERVILHA

Ingredientes

1/2 xícara de ervilha
1 cenoura pequena
1/2 chuchu pequeno
cebola, alho e sal a gosto

Preparo

Cozinhe a ervilha em água fervente com a cebola, alho, sal e outros temperos de sua preferência. Acrescente a cenoura cortada em rodelas e o chuchu em cubinhos.

Quando estiverem cozidas (não deixe a ervilha desmanchar) retire um pouco da ervilha com caldo e liquidifique. Volte a colocá-la na panela, mexa bem e deixe levantar a fervura final.

Desligue o fogo e sirva quente.

SOPA DE FEIJÃO COM CARNE MOÍDA E LEGUMES

Ingredientes

2 conchas de feijão cozido
1/2 cenoura média cortada em cubos
1 colher de sopa de chuchu cortado em cubos
1 colher de sopa de batata inglesa cortada em cubos
1 colher de sopa de carne moída
1 colher de chá de azeite
sal, alho, cebola, pimenta a gosto

Preparo

Faça um refogado com azeite, cebola, alho, pimenta e outros temperos de sua preferência.

Acrescente ao refogado a carne moída, a cenoura, o chuchu e a batata. Coloque um pouco de água, refogue e deixe até cozinhar.

Liquidifique o feijão e passe na peneira. Coloque dentro do refogado, misture bem e acrescente água se necessário. Quando levantar fervura, desligue o fogo e sirva.

SOPA DE FEIJÃO COM LEGUMES

Ingredientes

3 conchas de feijão cozido
1 cenoura pequena cortada em rodelas
2 colheres de sopa de chuchu picado
2 folhas médias de couve-manteiga cortada em tiras
alho, pimenta, cebola e sal a gosto

Preparo

Liquidifique o feijão e passe na peneira. Coloque em uma panela e leve ao fogo com 3 copos de água.

Tempere com alho, cebola, pimenta, sal e outros temperos de sua preferência. Acrescente a cenoura, o chuchu e o couve-manteiga.

Quando cozinharem as verduras e legumes, apague o fogo e sirva.

SOPA DE FEIJÃO COM MACARRÃO

Ingredientes

2 colheres de feijão cozido (se já estiver temperado, reduza os temperos da receita)
50g de macarrão
alho, pimenta, cebola e sal a gosto

Preparo

Liquidifique o feijão e passe na peneira. Coloque em uma panela e leve ao fogo com 2 copos de água.

Tempere com alho, cebola, pimenta, sal e outros temperos de sua preferência. Acrescente o macarrão quebrado em pedaços médios.

Quando o macarrão estiver cozido, apague o fogo e sirva.

SOPA DE FRANGO COM LEGUMES

Ingredientes

1 sobrecoxa de frango
1/2 cenoura cortada em tirinhas
3 colheres de sopa de vagem picada
3 rodelas finas de abobrinha
3 colheres de sopa de macarrão argolinha para sopa
sal, alho, pimenta, manjericão, louro e cebola a gosto

Preparo

Leve ao fogo uma panela com 1 xícara de água, o sal, o alho amassado, a pimenta em pó, o manjericão e o louro. Junte o frango e deixe em fogo forte até levantar fervura. Abaixe o fogo, tampe e cozinhe até que o frango fique macio.

Retire o frango do caldo e deixe esfriar. Reserve o caldo. Desosse a carne do frango e corte-a em pedacinhos.

Junte ao caldo, o frango em pedacinhos, a cenoura, a cebola e a vagem.

Deixe levantar fervura e abaixe o fogo. Tampe e cozinhe por alguns minutos (até os vegetais ficarem macios). Acrescente a abobrinha, o macarrão e cozinhe até que fique bem macio. Retire do fogo e sirva quente.

SOPA DE LEGUMES COM CARNE

Ingredientes

1 colher de sopa de arroz cru ou 2 colheres de sopa de arroz cozido
1/2 cenoura média
2 colheres de sopa de chuchu picado
2 colheres de sopa de batata inglesa picada
1 colher e meia de sopa de carne picada
1 colher de chá de azeite
sal, cebola, pimenta e outros temperos de sua preferência a gosto

Preparo

Descasque e corte os legumes. Pique a carne.

Faça um refogado com o azeite, sal, cebola e outros temperos da sua preferência. Coloque a carne e os legumes e deixe refogar um pouco.

Acrescente o arroz, já lavado, ao refogado. Coloque água suficiente para o cozimento (2 copos, aproximadamente).

Quando estiver bem cozido, desligue o fogo e sirva quente.

SOPA DE LENTILHA COM CARNE MOÍDA

Ingredientes

150g de lentilha
2 colheres de sopa de carne moída
1 rodela de cebola picada
alho, louro e orégano a gosto

Preparo

Deixe as lentilhas de molho após lavá-las. Ponha água para ferver com sal.

Acrescente as lentilhas com a água do molho à fervura. Junte a carne moída. Quando estiver quase no ponto, desligue o fogo e reserve.

Faça um refogado com o alho, a cebola, o orégano e outros temperos de sua preferência.

Retire um pouco da lentilha sem caldo e coloque no refogado. Amasse a lentilha do refogado com um garfo e depois volte a colocá-la na panela para fervura final por mais 15 minutos.

SOBREMESAS

CREME DE TANGERINA

Ingredientes

suco de 1 tangerina média
3 colheres de sopa de leite condensado

Preparo

Coloque no liquidificador o suco da tangerina. Acrescente o leite condensado e liquidifique.

CREME DE LIMÃO

Ingredientes

3 colheres de sopa de leite condensado
2 colheres de sopa de suco de limão

Preparo

Coloque numa tigelinha o leite condensado. Acrescente aos poucos o suco de limão, mexendo até adquirir consistência cremosa.

FRAPÊ DE LARANJA

Ingredientes

2 colheres de sopa de leite condensado
suco de 2 ou 3 laranjas
1 colher de sobremesa de suco de limão
raspas de casca de laranja a gosto
gelo a gosto

Preparo

Liquidifique todos os ingredientes, exceto as raspas de casca de laranja. Acrescente estas à preparação pronta.

MAÇÃ SOFISTICADA

Ingredientes

1 maçã média raspada
1 colher de sopa de uvas passas
canela a gosto

Preparo

Raspe a polpa da maçã. Misture com as passas e acrescente a canela. Sirva em seguida.

OBS: A preparação tende a escurecer pela exposição ao ar. Caso não queira que escureça, coloque gotas de limão no recipiente onde será raspada a maçã .

bibliografia

American Dietetic Association. *Food Folklore*. Minneapolis: Chronimed Publishing, 1999.

Anquier, O. *50 receitas do mar*. São Paulo: Quebecor World São Paulo, s/d.

Brasil. Instituto Brasileiro de Geografia e Estatística. *Pesquisa de Orçamentos Familiares 2002-2003*. Rio de Janeiro: IBGE, 2004.

Brasil. Ministério da Saúde. Secretaria de Atenção à Saúde. Coordenação Geral da Política de Alimentação e Nutrição. *Guia Alimentar para a população brasileira*. Brasília: Ministério da Saúde, 2005.

Civita, V. *Cozinha passo a passo – legumes e verduras I*. São Paulo: Nova Cultural, 1987.

_______ *Cozinha passo a passo- aves e ovos*. São Paulo: Nova Cultural, 1987.

Cozinha Maggi Informação ao Consumidor. *Arroz*. São Paulo: Cozinha Maggi Informação ao Consumidor, s/d.

Experimento Assessoria a Marketing de Alimentos. *Receitas saudáveis*, s/l.; s/d.

Grillparzer, M.; Kittler, M. *Receitas para queimar gorduras*. São Paulo: Manole, 2002.

Ilies, A. *Receitas contra celulite*. São Paulo: Manole, 2002.

Kazapi, I.A.M; Tramonte, V.L.C.G. *Nutrição do atleta*. Florianópolis: UFSC, 2003.

Leão, L.S.C.S.; Gomes, M.C.R. *Manual de nutrição clínica*. Rio de Janeiro: Vozes, 2003.

Mahan, L.K.; Escott-Stump, S. *Krause´s food, nutrition, & diet therapy*. 11.ed. Philadelphia: Saunders, 2004.

Martins, C. et al. *Manual de dietas hospitalares*. Curitiba: Nutroclínica, 2001.

Martins, C.; Abreu, S.S. *A pirâmide de alimentos*. Curitiba: Nutroclínica, 2000.

Orrico, B. (ed.). *Sopa de tomate*. Cozinha, n. 396, 1994.

Pinheiro, A. B. V. et al. *Tabela para avaliação de consumo alimentar em medidas caseiras*. 4.ed. Rio de Janeiro: Atheneu, 2000.

Poppovic, P. P. (ed.). *Receitas premiadas*. São Paulo: Cozinha Maggi Informação ao Consumidor, s/d.

Sturmer, J. *Comida – um santo remédio*. 2.ed. Rio de Janeiro: Vozes, 2002.

Taboada, P. Delícias – *100 pratos da cozinha vegetariana*. Rio de Janeiro: Tecnoprint, 1986.

Taboada, P. *Risotos, lasanhas, massas e mais 100 pratos da cozinha italiana*. Rio de Janeiro: Tecnoprint, 1985.

United States Department of Agriculture. MyPyramid Food Guidance System Education Framework. Disponível em www.mypyramid.gov. Acessado em 10/01/2006.

World Health Organization. Obesity: preventing and managing the global epidemic. Geneva, WHO, 1998.

Conheça também

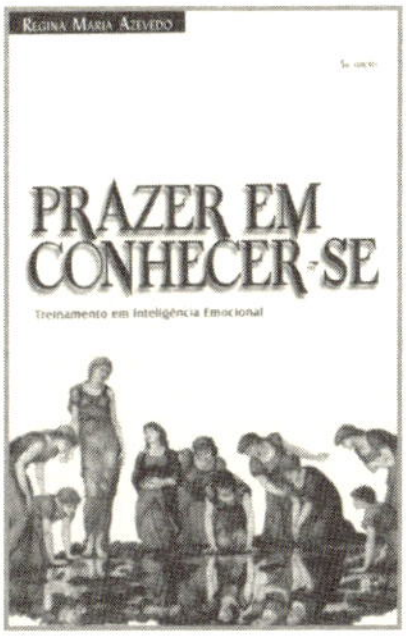

PRAZER EM CONHECER-SE
treinamento em
Inteligência Emocional

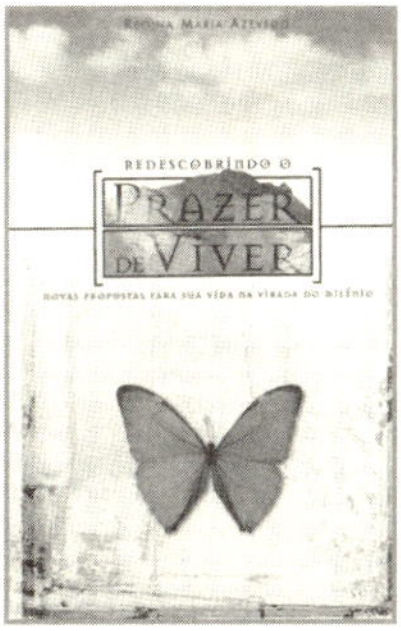

REDESCOBRINDO O PRAZER DE VIVER
autoestima, família,
trabalho e cidadania

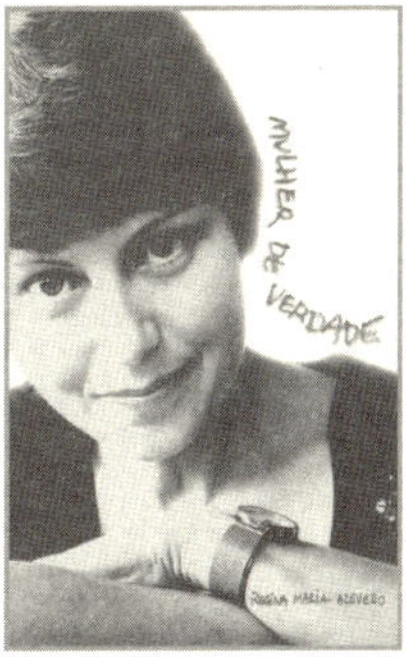

MULHER DE VERDADE
tributo às mulheres
comuns e seus feitos
extraordinários

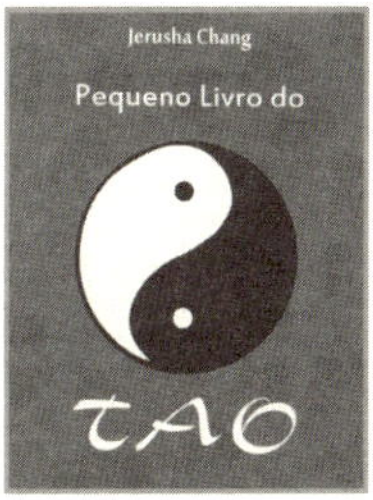

PEQUENO LIVRO DO TAO
pérolas da sabedoria
chinesa para saúde e
longevidade

op livros
para ser mais feliz